굶지 않고
3개월에 16kg 빼는
하루 걸러 다이어트

THE ALTERNATE-DAY DIET by James B. Johnson, M.D., with Donald R. Laub, Sr., M.D.
Copyright ⓒ 2008 by Up Day Down Day Diet, LLC.
Korean translation copyright ⓒ 2010 by Yemun Publishing Co., Ltd.

All rights reserved including the right of reproduction in whole or in part in any form.
This edition published by arrange with G. P. Putnam's Sons,
a member of Penguin Group (USA) Inc. through Shinwon Agency Co.

이 책의 한국어판 저작권은 신원 에이전시를 통한
저작권자와의 독점 계약으로 (주)도서출판 예문에 있습니다. 신 저작권법에 의해
한국 내에서 보호를 받는 저작물이므로 무단 전재와 무단 복제를 금합니다.

굶지 않고
3개월에 16kg 빼는

하루 걸러 다이어트

25년 경력 성형외과 의사가
직접 체험한 특급 다이어트 비법

THE ALTERNATE - DAY DIET

제임스 B. 존슨 · 도널드 R. 로브 시니어 지음 | 박선령 옮김

머 · 리 · 말

굿바이~ 요요!!
의사들이 추천하는
건강 다이어트 비법

♥

　지방흡입술을 시행하는 성형외과 의사인 나는 수천 명의 환자들과 체중에 관한 상담을 해왔다. 하지만 내가 환자들에게 해준 조언은 별로 신통치 않았나 보다. 환자들 가운데 실제로 체중을 줄인 뒤 계속 유지한 이들이 극소수였던 걸 보면 말이다. 그러던 어느날, 나는 체중감량에 대한 놀라운 통찰을 얻게 되었다. 국립보건원에서 살찐 쥐를 가지고 실험한 내용이 내 인생을 송두리째 바꿔놓았던 것이다(나 또한 적정 체중을 유지하기 위해 평생 애를 썼지만 자주 실패하곤 했었다).

　아무리 먹어도 살이 찌지 않는 사람은 드물다. 신빙성 있는 연구 자료도 이를 입증해주고 있다. 아무 제약 없이 마음껏 먹고도 살이 찌지 않는 사람은 미국인들 가운데 10퍼센트 미만이다. 또한 음식을 제한하지 않거나 시도는 해봤지만 실패한 덕분에 결국 과체중 및 비만 상태에 이른 사람들이 무려 65퍼센트나 된다. 결과적으로 음식 조절에 성공해서 체중이 불어나는 것을 피한 사람은 25퍼센트 정도밖에 안 된다는 얘기다. 나 또한 예전에는 그 '65퍼센트'에 속하는 사람이었다. 맛있는 음식은 항상 나를 유혹했고, 나는 늘 뭔지 모르게 허전하고 허기진 듯한 느낌이 들곤 했었다.

살찌는 유전자와 날씬한 유전자

〈뉴욕타임스 New York Times〉에 과학 기사를 기고하는 지나 콜라타 Gina Kolata는 자신의 저서 《사상 최고의 다이어트 Rethinking Thin》에서 '유전적으로 다른 사람들보다 살찌기 쉬운 이들이 있다'는 수많은 증거들을 보여주고 있다. 그리고 유전적으로 살이 찔 운명인 사람들은 체중을 많이 줄인 뒤 그 상태를 유지하는 것이 불가능하다는 결론을 내렸다. 또한 그녀는 "우리를 살찌게 만드는 유전자는 식료품이 싸고 풍부한 환경을 필요로 한다"고도 했는데, 오늘날 우리가 사는 환경이 바로 그렇다. 몇십 년 전만 해도 패스트푸드 매장이 흔하지 않았지만, 요즘은 저렴하고 맛있고 살찌는 패스트푸드 매장을 길모퉁이에서도 쉽게 찾아볼 수 있게 된 것이다. 우리 유전자에 내재된 뭐든 먹으려는 '습성'과 맛있는 음식이 사방에 널려 있는 '환경'이 결합된 시대에 살고 있으니 〈미국의사협회 저널 Journal of the American Medical Association〉에 발표된 조사 결과처럼 1980년부터 2002년 사이에 성인 비만율이 두 배로 증가한 것도 어쩌면 당연한 일이라고 할 수 있겠다.

 하지만 많은 사람들이 자기 외모가 마음에 들지 않는다거나 살찐 것이 싫다는 등의 이유로 어떻게든 체중을 줄이려는 노력을 계속하고 있기는 하다. 누구나 멋진 옷을 입고 싶어하고 좀더 활기차게 오래 살고 싶어한다. 그리고 생물학적 인자나 환경 인자가 우리의 성공 가능성에 대해 뭐라고 하든지 간에 앞으로도 그 노력을 멈추지 않을 기세다. 2007년의 〈워싱턴 포스트 Washington Post〉 건강 섹션에 실린 기사를 보면, 미국 성인 세 명 가운데 한 명은 항상 체중감량을 시도하고 있다고 한다.

 섭취 열량을 극도로 제한하면 수명이 늘어나고 건강도 좋아진다. 이는 UCLA 로이 월포드 Roy Walford 교수와 그의 동료들이 수행한 연구 결과 밝혀진 내용인데, 아무리 짧은 기간이라도 철저하게 음식을 제한하는 것은 사실 아주 어려운 일이다. 나도 여러 가지 다이어트를 시도해봤는데 그 다이어트 방법을 꾸준히 지속하는 동안에는 효과가 있었다. 하지만 어느 순간이 되면 불가피하게 '다이어트 피로'가 쌓이면서 뭐든 닥치는 대로 먹고자 하는 욕구가 너무 강력해졌고 결국 예전의 나쁜 습관으로 돌아가 빠졌던 체중도 원상복구되고 말았다. 여러분도 분명히 그런 경험이 많이 있을 것이다. 하지만 내가 여러분과 다른 점이 있다면 나는 의사이기 때문에 영양이 장수와 건강에 미치는 영향과 그 이유를 보여주는 다양한 연구 결과를 쉽게 자주 접할 수 있다는 것이다. 그리고 여러분도 곧 알게 되겠지만 내가 직접 몇 가지 연구를 실시하기도 했다.

그러다가 마크 맷슨Mark Mattson과 그의 동료들이 국립노화연구소에서 실시한 연구 결과를 읽으면서 나는 새로운 돌파구를 발견했다. 이들은 하루 걸러 하루씩 음식량을 제한한 쥐들이 건강하다는 사실을 알아냈다. 하루는 먹고 싶은 만큼 먹게 하고, 하루는 먹이의 양을 제한한 쥐들이 날마다 제한된 양만 먹인 대조군의 쥐들만큼 건강 상태가 좋아졌던 것이다.

11주만에 16kg이 빠지다

하루 걸러 하루를 완전히 단식을 하는 것은 불가능해도 그 쥐들처럼 격일로 섭취 열량을 제한해 건강을 증진시키는 것은 가능하겠다는 생각이 들었다. 그래서 나 자신이 기니피그(실험용 쥐)가 되어 이틀에 한 번씩 섭취 열량을 (평소 먹던 양의) 20퍼센트로 줄여봐야겠다고 결심했다. 그리고 열량을 제한하지 않는 날에는 먹고 싶은 대로 먹었다.

직접 개발한 이 프로그램을 시작한 지 2주 정도 지나자 살이 빠지고 있다는 것이 느껴졌다. 처음 11주 동안 체중이 16kg 줄었고 2003년 이후 계속 그 체중을 유지하고 있다. 지금껏 시도해본 다른 다이어트처럼 박탈감이나 욕구 불만도 생기지도 않았고, 그 후 이 프로그램에 참여시킨 수백 명의 환자들 가운데 상당수도 나와 비슷한 결과를 경험했다.

'하루 걸러 다이어트'의 효과는 정말 크다. 격일로 열량을 제한하는 다이어트의 놀라운 효능을 뒷받침하는 과학적 증거들도 무수히 많다. 여러분은 이 책을 통해 활성 산소가 손상시킨 세포를 복구하고 그런 피해를 막아줄 뿐만 아니라 지방 축적 능력을 억제하기까지 하는 'SIRT1'이라는 마법의 유전자를 활성화시키는 방법도 알게 될 것이다.

하루 동안 열량 섭취를 극도로 제한하다 보면 잔뜩 굶주린 상태가 되어 그 다음날 정신없이 먹어댈 것이고 그러면 결국 전날의 노력이 수포로 돌아갈 테니 이 방법은 효과가 없으리라고 생각할지도 모른다. 하지만 다행히도 그렇지 않다. 나를 비롯해 이 다이어트를 해본 모든 사람들이 다이어트를 하지 않을 때와 비교해 열량을 제한하지 않는 날 평소보다 배가 더 고프거나 많이 먹게 되지 않는다는 데에 놀라곤 한다.

물론 말보다 실증이 중요하다. 다이어트에 곧장 돌입하기 전에 반드시 이 다이어트 방법의 기초가 되는 과학적 근거들을 꼭 읽어보기 바란다. 그래야만 여러분도 나처럼 이 방법의 타당성을 확신할 수 있고, 그 결과 이 다이어트를 통해 효과를 볼 때까지 꾸준히 지속하겠다는 결의를 굳힐 수 있게 될 것이다. 이 책을 만난 여러분은 정말 행운아다!

-제임스 B. 존슨

CONTENTS

머리말: 굿바이~ 요요!! 의사들이 추천하는 건강 다이어트 비법 4

의학박사, '하루 걸러 다이어트'의 효과를 몸소 입증하다

1. 칼로리를 제한해야 하는 고통
날씬한 사람이 훨씬 건강하다는 증거 13
뚱뚱한 사람일수록 일찍 죽는다 18 굶지 않아도 된다 22

2. 다이어트에 관한 진실
식욕을 어떻게 조절할 것인가 26
우울할 땐 초콜릿을 먹어라? 31 현실적인 목표를 세워라 34

3. 하루는 정말 맘껏 먹어라!
건강과 수명이라는 두 마리 토끼를 다 잡을 수 있다 38 노화를 부르는 산화 스트레스 40 하루 걸러 다이어트를 하면 산화 스트레스가 감소한다 42 지금보다 식사 횟수를 줄이면 어떻게 될까 45 심장질환, 암, 감기까지 줄여준다 50 배부르게 먹지 않는다면? 52 체중감량에 대한 개인적인 통찰 54

4. 천식에 관한 특별한 연구
관절염이 나은 의사, 발꿈치 통증이 사라진 변호사 57 호흡기 전문의도 못고친 천식이 개선되었다 58 항염증 효과 68 기타 중요한 연구 결과 70

5. 우리 몸에는 날씬 유전자가 있다
'하루 걸러 다이어트'가 SIRT1을 작동시킨다 76
SIRT1은 염증을 억제해주고 체중도 감소시킨다 78
레스베라트롤이 SIRT1을 활성화시킨다면 왜 굳이 다이어트를 해야 하는가 83

의사가 개발한 '하루 걸러 다이어트' 프로그램

6. 스타트! 하루 걸러 다이어트!
나는 얼마나 먹고 있는가 89 일기를 쓰면서 모니터링하라 94
나는 정말 얼마나 먹고 있는가 99 수분섭취의 중요성 100 운동의 중요성 106
균형점 찾기: 심근 강화 운동 vs. 근력 운동 107 즐겁게 운동하라 112
준비물을 챙기자: 이제 시작할 때가 되었다 115

7. 영양: 양과 질의 문제
모든 질환의 원인은 음식 속에 숨어 있다 117 금지 식품은 없다 118
탄수화물 암호 해독 123 과일과 채소를 함께 먹어라 128 올바른 단백질 선택 131
건강한 식단은 어떤 식으로 구성될까 136 따로 먹어야 하는 영양 보충제 137

8. 1단계: 첫 2주를 잘 넘겨라
식사대용식 셰이크를 먹어라 145
열량 제한일에 생기는 일 147 열량 무제한일에 생기는 일 151

9. 2단계: 평생 지속하는 즐거운 다이어트
열량 무제한일에 섭취하는 칼로리 조절 158 균형 유지의 문제 160 열량 제한일에
먹는 음식 162 간식의 유혹 166 궤도에서 벗어나지 않기 위한 열량 제한일 전략 168

영양 Up! 칼로리 Down! 다이어트 레시피

10. 맛있는 다이어트 173
11. 30일 메뉴 178
12. 다이어트 레시피 186

부록 Q&A 254

Part 1
♥
Alternate-Day Diet

의학박사, '하루 걸러 다이어트'의 효과를 몸소 입증하다

칼로리를
제한해야
하는 고통

♥　　　　　　　　다이어트를 하는 많은 사람들이 '열량 제한'이라고 하면 체중감량을 위해 일상적으로 섭취하는 칼로리를 줄이는 것이라고 생각한다. 하지만 1일 섭취량 제한에 따르는 잠재적 이점을 연구하는 과학자들은 '표준' 필요 열량의 60~70퍼센트만 있어도 현재 체중과 최적의 영양 상태를 유지할 수 있다고 말한다.

'최적의 영양 상태를 유지하면서 열량 섭취를 줄이는 방법CRON: Calorie Restriction with Optimal Nutrition'의 가장 유명한 지지자는 UCLA 교수 로이 월포드Roy Walford다. 그는 오랫동안 이 문제를 연구했고 CRON이 우리 인간의 수명을 평균 120세까지 연장할 수 있다는 이론을 뒷받침하는 중요한 증거를 제시했다.

날씬한 사람이 훨씬 건강하다는 증거

1935년, 코넬 대학교의 유명한 영양학 교수 클라이브 맥케이Clive McCay는 열량을 제한한 먹이를 먹은 쥐들이 아무 먹이나 먹은 쥐들보다 더 오래 살고 병에 걸리는 횟수도 적으며 나이가 든 뒤에도 새끼를 낳고 훨씬 활동적이라는 연구 결과를 보여주었다.

최근에는 효모, 회충, 과일파리 같은 하등 생물에게 열량을 제한한 먹이를 주었을 경우 그 수명이 두드러지게 늘어난다는 연구 결과도 나왔다. 실제로 '열량 제한CR: Calorie Restriction' 시험을 실시한 종種 가운데 최대 80퍼센트에서 수명 연장 효과가 나타났다고 한다. 중요한 것은 인간과 가까운 친척뻘인 붉은털원숭이를 대상으로 15년 넘게 연구를 실시한 결과, 열량 섭취를 제한한 원숭이들은 모두 먹이를 마음껏 먹인 대조군에 비해 건강 상태가 좋아진 것으로 확인되었다는 점이다.

UCLA 월포드 교수는 이 연구에서 한 걸음 더 나아가 설치류에게 먹이를 30~40퍼센트 정도 적게 먹이는 실험을 했는데, 그러자 체중이 평균치보다 10~25퍼센트 감소하고 수명은 평균(정상적으로 먹이를 준 대조군의 수명)보다 30~40퍼센트 늘어났다. 그는 특정 개인이 하루에 소비해야 하는 열량이 정확히 얼마인지는 밝히지 않았지만, 신진대사 효율과 수명을 극대화하려면 10대 시절(10대 청소년이 거식증이나 비만 환자가 아니라고 가정할 때)에 기준점(자신의 몸이 자연스럽게 도달하는 체중)보다 10~25퍼센트 정도 낮은 체중을 목표로 삼아야 한다고 말했다. 하지만 체중 감소는 건강과 수명 극대화를 최우선으로 하는 이 다이어트의 진짜 목표에 수반되는 부수적인 효과 정도로 생각했다. 그리고 월포드의 말에 따르면 남아도는 열량을 소모하기 위해 활동량만 늘릴 경우 체중은 감소할지 몰라도 열량 섭취를 제한했을 때와 같은 건강 증진 효과는 볼 수 없다고 한다(사실 그가 추천하는 수준으로 체중을 줄이고 계속 유지할 수 있을 만큼 활동량을 늘린다는 것은 거의 불가능한 일이다). **실제로 열량 섭취를 제한하지 않고 운동만 하는 경우 체중이 줄지 않는 것이 일반적이다.** 하지만 이 방법에는 또 다른 중요한 건강증진 효과가 있다.

월포드 교수는 대부분의 실험을 실험실 동물들과 자기 자신을 대상으로 실시했는데 1991년, 그와 동료 과학자 7명이 바이오스피어 2(Biosphere 2: 인간이 화성에서 살 수 있는지 알아보기 위해 미국 애리조나 주 사막에 만든 외부와 격리·밀폐된 인공 생태계 실험장 -역주)에 들어가게 되면서 인체 실험을 통해 CRON의 장점을 조사할 유례없는 기회를 얻게 되었다. 외부와 차단된 자급자족 환경에서는 기대만큼 많은 식량을 생산할 수 없기 때문에 어차피 현재 소비하는 정도의 열량을 공급받는 것이 불가능하다. 처음에는 바이오스피어 2를 완전히 포기하자는 논의도 있었지만 월포드 박사는 2년 동안 CRON 식이요법을 시행해도 건강에 전혀 해로울 것이 없으며 오히려 건강이 더 좋아지고 수명도 늘어날 수 있다고 동료 연구원들을 설득했다.

바이오스피어 2에서 생활하는 이들은 열량은 넘치지만 영양분은 부족한 맥도널드나 던킨 도넛 같은 것이 없는 환경에서 자신들이 직접 생산하는 음식물에만 의존했기 때문에 식사는 늘 영양 집약적일 수밖에 없었다. 2년 뒤 바이오스피어에서 나온 8명의 실험 참가자들은 모두 체중이 많이 줄어 있었다. 남자들은 바이오스피어에 들어가기 전보다 평균 18퍼센트, 여자들은 10

퍼센트 정도씩 체중이 줄었던 것이다. 다들 '보통 이상으로 마른 상태'였지만 영양실조의 징후는 전혀 보이지 않았다. 여러 가지 테스트를 해본 결과 오히려 바이오스피어에 들어가기 전보다 영양학적으로는 더 건강한 상태였다. 콜레스테롤이나 트리글리세리드 수치, 공복 혈당, 인슐린, 혈압 등도 전부 낮아졌다. 정기적으로 측정한 실험 기록은 모두 이들이 젊음과 관련된 수치에서 월포드 박사의 설치류 연구와 일치되는 결과를 보였음을 알려준다.

고열량 식품 vs. 고영양 식품

고열량 식품에는 부피 단위당 열량이 많이 포함되어 있기 때문에 아주 소량의 음식을 먹어도 많은 열량을 섭취하게 된다. 고영양 식품에는 무기질, 비타민, 식물성 생리활성 영양소 및 건강에 도움이 되는 여러 가지 알려지지 않은 요소들이 다량 함유되어 있다. 일반적으로 고열량 식품에는 영양분이 부족하다(이런 고열량 식품을 가리켜 '텅 빈 칼로리'라고 한다). 반면 고영양 식품은 이런 식품들에 비해 칼로리가 낮은 편이다.

우리 인간은 유전적으로 지방과 당분이 많이 함유된 음식을 좋아하도록 되어 있는데, 이런 음식들은 대부분 열량이 높은 데다가 자연에서 바로 얻은 것이 아니다. 비만 문제는 이런 음식을 먹고 싶어하는 자연스러운 욕구 때문에 생기는 것이다. 음식을 쉽게 구할 수 있으면 그만큼 더 많이 먹게 된다.

고열량 식품의 반대는 칼로리 밀도가 낮은 식품이다. 이런 식품을 기반으로 한 다이어트 방법이 많이 있다. 최근 저열량 다이어트 분야에 새롭게 등장한 방법 가운데 가장 눈에 띄는 것은 바바라 롤스Barbara Rolls가 《볼류메트릭스Volumetrics》라는 책에서 추천한 방법이다. 그녀가 주장하는 이론은 채식 중심의 식생활을 하면서 물을 많이 마시면 섭취하는 열량은 적으면서도 음식을 많이 먹을 수 있기 때문에 포만감을 느끼게 된다는 것이다. 펜실베이니아 주립대학교에서 실시한 연구는 다이어트를 하는 이들 가운데 식사 전에 수프나 샐러드를 한 그릇씩 먹은 이들은, 섭취하는 총열량이 남들보다 적다는 것을 보여주었다. 이 식단에는 묽은 수프, 수분이 많은 과일, 전분이 함유되지 않은 채소, 기름기 없는 깔끔한 단백질 등이 포함된다. 이 책 《하루 걸러 다이어트》에서 '열량 제한일down day'과 '열량 무제한일up day' 모두를 위해 추천하는 음식들은 전부 영양은 풍부하면서 칼로리는 낮은 것들이다.

증거는 명확하다. 하버드 대학교 보건대학원 영양학과 학과장인 월터 윌렛Walter Willett의 말에 따르면, 날씬한 사람일수록 더 건강하고 더 오래 산다고 한다. 그는 《하버드 의대가 당신의 식탁을 책임진다Eat, Drink, and Be Healthy》라는 책의 개정판에서, "체중을 줄이고, 줄인 체중을 안정적으로 유지할수록 심장마비, 뇌졸중, 기타 심혈관 질환에 걸려 이로 인해 사망하거나 고혈압, 고 콜레스테롤, 당뇨병이 생기거나 폐경 후 유방암, 자궁내막암, 대장암, 신장암 진단을 받거나 기타 만성 질환에 걸릴 확률이 줄어든다"고 말했다. 그리고 이런 말도 덧붙였다. **"체중을 건강한 범위 내에서 유지하는 것이 섭취하는 음식의 종류나 거기 함유된 항산화 물질의 양, 또는 지방과 탄수화물의 정확한 비율보다 장기적인 건강에 더 중요하다."** 비만과 운동 부족은 대장암, 자궁내막암, 신장암, 폐경 후 유방암, 식도암 등 몇 가지 주요 암 발병과 최대 30퍼센트나 연관성이 있으며, 비만인 사람은 심장질환에 걸릴 확률이 2~3배나 높아진다.

너무 마른 것보다는 약간 과체중인 편이 건강에 더 좋다는 연구 결과도 일부 나와 있지만, (사람들의 예상 수명을 판단하는 일을 업으로 삼는) 생명보험회사들은 오랜 세월에 걸쳐 수집한 데이터를 통해 키와 몸무게의 상관관계를 나타내는 신체질량지수 BMI: Body Mass Index 가 21 이상일 경우 사망률이 높아진다는 결론을 내렸다.

뚱뚱한 사람일수록 일찍 죽는다

이런 주장은 대부분 건강한 사람들을 약 10년씩 추적 연구한 끝에 나온 것들이다. 이들의 BMI와 사망률 사이의 관계를 살펴본 결과, BMI가 높을수록 사망률도 높은 것으로 나왔다. 다시 말해 뚱뚱한 사람일수록 일찍 죽을 확률이 높다는 뜻이다.

BMI는 체중$_{kg}$을 키$_m$의 제곱으로 나눠서 계산한다.

예를 들어 키 170cm(1.7m)에 체중이 60kg인 사람의 BMI를 계산하면 다음과 같다.

- BMI = 60 ÷ (1.7 × 1.7) = 20.76

2004년, 워싱턴 대학교의 루이지 폰타나Luigi Fontana와 그의 동료들은 체중 유지를 위해 필요한 권장량의 약 90퍼센트 수준으로 칼로리 섭취를 제한하자고 주장하는 '칼로리 제한 협회Calorie Restriction Society' 회원들을 대상으로 일련의 연구를 실시하면서 첫 번째 연구 결과를 발표했다. 연구진은 실험 대상자들이 나이와 성별은 같지만 보통 미국인이 먹는 표준 식사를 한 대조군에 비해 죽상 동맥경화증(atherosclerosis: 죽상경화증과 동맥경화증을 혼합하여 죽상동맥경화라고 쓰기도 한다. 죽상경화증은 오래된 수도관이 녹이 슬고 이물질이 침착하여 지름이 좁아지게 되는 것처럼, 주로 혈관의 가장 안쪽을 덮고 있는 내막에 콜레스테롤이 침착하고 내피세포의 증식이 일어난 결과 '죽종atheroma'이 형성되는 혈관질환을 말한다. -역주)에 걸릴 위험 요인이 줄어들고 심장 탄력도 더 뛰어나다는 사실을 알아냈다. 대조군의 평균 BMI는 26이었다. 다시 말해 BMI가 낮은 이들의 심장은 나이가 훨씬 젊은 사람의 심장처럼 원활하게 기능한다는 뜻이다.

재미있는 점은 폰타나와 그의 동료들이 연구한 칼로리 제한 협회 회원들의 평균 BMI가 19.7이라는 사실이다. 메트로폴리탄 생명보험사Metropolitan Life Insurance Company가 수집한 생명보험 데이터에 따르면 가장 적절한 BMI가 21인데, CRON을 실천한 이들의 경우 BMI는 겨우 7~9퍼센트 줄어든 반면 건강 상태는 눈에 띄게 좋아진 것이다! 또 양쪽 그룹 사람들 가운데 꾸준히 운동을 한 사람이 한 명도 없었다는 사실도 흥미롭다. **장수에 있어 가장 중요한 요소는 '체중'이라는 과학적으로 인정된 사실을 확인해주는 연구들이 이것 외에도 많이 있다. 운동이나 식이 조성, 혈청 콜레스테롤을 비롯한 다른 위험 요소들은 모두 부차적인 문제인 것이다.**

하지만 이런 건강한 생활양식의 효과를 뒷받침하는 흥미로운 과학적 증거가 넘쳐나는데도 불구하고 미국인들은 날이 가면 갈수록 더 뚱뚱해지고 있다. 미국 보건통계센터는 1962년부터 2000년 사이에 미국의 비만 인구가 전체 인구의 13퍼센트에서 31퍼센트로 증가했다고 보고했다. 또 질병통제센터의 연구진들이 〈미국의학협회 저널 Journal of the American Medical Association〉에 기고한 논문에 따르면 2004년에 미국에서 비만 때문에 사망한 사람 수가 11만 2천 명이 넘는다고 한다.

'좋은' 음식을 먹으며 뚱뚱한 것보다
'나쁜' 음식을 먹으면서 날씬한 편이 낫다

'열량을 제한하면 장수한다'고는 하지만 대부분의 사람들은 건강하지 않으면서 그저 '목숨만 부지'하고 싶어하지는 않는다. 이런 이들에게 좋은 소식이 있으니 바로 노화의 몇 가지 기준으로 판단해 건강 상태가 좋은 노인들은 단순히 '수명'만 길어지는 것이 아니라 '건강 수명' 또한 길어진다는 것이다. 괜찮은 청력, 시력, 인지능력과 활발하게 움직일 수 있는 체력을 유지하면서 남들보다 오래 살 수 있다는 것이다.

하버드 대학교의 월터 윌렛은 **건강에 이로운 지방과 해로운 지방의 정확한 비율이나 통곡물 대 정제된 탄수화물, 매일 섭취하는 채소량 등보다 훨씬 중요한 요소는 바로 '체중'**이라고 말한다.

과일 및 채소 섭취와 만성 심장질환, 뇌졸중, 암, 당뇨 사이의 관계를 밝혀내기 위한 두 가지 연구를 실시한 결과, 하루에 과일과 채소를 5인분 이상 먹는 사람은 1.5인분 이하를 먹는 사람에 비해 심장병 발생률이 25퍼센트 정도 낮은 것으로 나타났다. 하지만 전체적인 암 발병률에는 별다른 차이가 생기지 않았다. 반면 BMI가 30인 여성의 경우(비만의 기준, 키 165cm에 체중 81.6kg) BMI가 21인 사람보다 사망 확률이 거의 50퍼센트 가까이 높고 심장병 발생률은 3배나 된다.

몸에 나쁜 음식을 권장하는 것은 절대 아니지만(당연히 그 반대다) '체중'이 다른 위험 요소보다 중요하다는 사실은 잊지 말아야 한다. 이 책에서 말하는 '하루 걸러 다이어트' 방법으로 인해 나쁜 음식의 영향력은 충분히 최소화될 수 있다. 첫째, 체중이 줄고, 둘째, 스트레스 반응이 활성화되기 때문이다.

굶지 않아도 된다

열량 제한이 건강에 이롭다는 데는 이론의 여지가 없지만 CRON(최적의 영양 상태를 유지하면서 열량 섭취를 줄이는 방법)을 삶의 일부로 받아들이는 것이 쉬운 일만은 아니다.

2007년 초에 에밀리 요페Emily Yoffe라는 저널리스트가 온라인 매체 〈슬레이트Slate〉에 기사를 쓰기 위해 유명한 CRON 지지자인 로이 월포드의 딸 리사 Lisa Walford를 인터뷰했다. 리사 월포드는 자신의 BMI가 15 정도라고 말했다. 이것이 어느 정도 수준인지를 독자들에게 이해시키기 위해 요페는 이렇게 썼다. "스페인 당국은 BMI가 18 이하인 모델은 패션쇼 무대에 서지 못하도록 금하고 있다." 리사 월포드는 키 150cm에 몸무게가 36.3kg이었다. 리사와 브라이언 딜레이니Brian Delaney가 함께 쓴 《장수 식이요법The Longevity Diet》이라는 책을 보면, 그녀는 평소 아침 식사로 호두 4알과 아몬드 6알, 땅콩 10알을 먹는다고 되어 있다.

리사 월포드는 오랜 기간에 걸쳐 열량 제한을 실천하고 있다. 활동적이고 근골이 탄탄한 요가 교사인 그녀의 HDL, 총 콜레스테롤, 트리글리세리드 수치는 매우 훌륭하다. 실제로 그녀는 어느 모로 보나 장수할 것이 분명하다. 하지만 그녀처럼 의지가 굳은 사람은 이런 목표를 달성할 수 있겠지만 대부분의 사람들은 중도에 포기하고 말 것이다.

사람들이 정말 패션모델보다 낮은 BMI 지수를 원하는가 하는 문제는 차치하더라도 평생 동안 아침 식사로 견과류 20알만 먹으면서 살고 싶은가,

혹은 그렇게 할 수 있는가, 하는 문제가 남는다. 열량 제한을 비판하는 이들은 이것이 일종의 식이 장애이며 이 방법이 실제로 수명을 연장시켜 주는지 어떤지는 몰라도 그런 식으로 살면 확실히 삶이 길게 느껴질 것이 분명하다는 심술궂은 말을 하곤 한다.

열량 제한을 실시하는 이들은 언제나 자신이 섭취하는 열량을 예민하게 의식한다. 다시 말해 **CRON은 모든 다이어트의 가장 큰 장애물 가운데 하나인 셈이다.** 이 식이요법을 시도하다 보면 우리가 별로 떠올리고 싶지 않은 일, 즉 무엇을 먹을 수 있고 무엇은 먹을 수 없는지에 대해 계속 생각하게 된다.

또 하나 흥미로운 사실은, 칼로리 제한 협회의 한 회원이 쓰는 온라인 일기인 '에이프릴의 CR 다이어리'를 전형적인 예로 살펴볼 때, CRON 신봉자들(아니면 적어도 그 가운데 다수의 여성들)은 계속해서 자신의 체중에 극도로 신경을 쓰면서 현 상태에 불만스러워하는 듯 보인다. 이는 아마도 표준 최적치 BMI인 21보다 10~25퍼센트 적은 체중을 유지해야 한다는 로이 월포드의 '목표'에 도달할 수 없다는 데서 느끼는 좌절감 때문일 것이다.

하지만 최종 분석 결과, 일상적인 열량 제한이 대부분의 사람들에게 불가능한 주된 이유는 장기간에 걸쳐 꾸준히 열량 섭취를 제한할 수 있는 사람이 매우 드물기 때문인 것으로 드러났다. 날이 갈수록 풍부해지는 맛좋고 저렴한 음식들에 둘러싸여 살아가는 우리는 자제심을 발휘하기가 힘들고 그 결과 계속 뚱뚱해지는 것이다. 그리고 이런 문제는 결코 미국에만 국한된 것이 아니다. 다른 선진국에서도 영양가가 풍부한 음식을 외면하고 열량만 높은 음식을 즐겨 먹은 결과 계속해서 비만 인구가 늘고 있다. 심지어 날씬하기로 유명한 프랑스 여자들도 살이 찐다.

중국인, 러시아인, 그린란드의 에스키모, 사하라 사막 이남의 아프리카인들도 경제 상황이 나아지고 저렴한 음식들을 많이 접하게 되면서 다른 나라 사람들과 마찬가지로 모두 뚱뚱해지고 있다. 실제로 이제 과체중인 사람이 영양실조에 걸린 사람만큼이나 많은 세상이 됐다.

나는 스스로에 대해 잘 알기 때문에 날마다 열량 제한을 시도하는 것은 불가능하리라는 것을 안다. 그리고 여러분도 나처럼 체중을 줄이려고 애써 본 경험이 있다면 여러분 또한 이 방법을 통해 별 효과를 보지 못할 것이다. 하지만 우리의 인간적인 본성과도 잘 맞고 먹는 즐거움도 계속 누릴 수 있는 '하루 걸러 다이어트'를 실시한다면 나와 같은 건강증진 효과를 얻게 될 것이다.

프랑스 여자들도 살이 찐다

프랑스인들은 오랫동안 세상에서 가장 날씬한 민족이라는 자부심을 안고 살아왔다. 그러나 최근 프랑스 의회에서 발표한 자료에 따르면 프랑스의 비만율이 미국보다 빠르게 증가하고 있어 2020년경이면 두 나라의 비만율이 거의 비슷해질 것이라고 한다.

미레유 길리아노Mireille Guiliano가 《프랑스 여자는 살찌지 않는다French Women Don't Get Fat》라는 책에서 설명한 음식에 대한 문화적이고 사려 깊은 접근 방식에 진정으로 동의하기는 하지만 그런 프랑스인들조차 점점 뚱뚱해지고 있는 것이 현실이다.

25년 전에는 보통 프랑스 가정의 저녁 식사 시간이 88분이나 되었던 반면 요새는 30분이면 끝난다고 한다. 게다가 생활방식도 점점 미국식으로 변해 혼자서 식사를 할 때는 TV를 보거나 전화 통화를 하면서 먹기도 한다. 유럽 국가들 가운데 맥도날드가 가장 많은 수익을 올리는 나라가 바로 프랑스라는 사실도 특기할 만하다. 지난 5년 사이에 매출액이 42퍼센트나 증가했고 프랑스 전체 인구의 2퍼센트인 120만 명이 매일 그곳에 들른다고 한다(미국의 경우, 전체 인구의 5퍼센트가 매일 맥도날드에서 음식을 사 먹는다).

다이어트에 관한 진실

♥ 나는 많은 사람들이 음식과 어떤 관련을 맺고 있는지(물론 여기에는 나도 포함된다) 여러 해 동안 관찰한 끝에 '다이어트의 진실'이라는 목록을 만들었다. 이 목록의 내용이 혁신적이거나 독창적이지는 않지만 이로 인해 다이어트를 하면서 왜 구체적이고 실용적인 계획을 꼭 세워야 하는지 깨닫게 될 것이다.

식욕을 어떻게 조절할 것인가

1. 인간은 원래 고열량 식품을 좋아하며 음식이 눈앞에 있으면 때와 장소를 가리지 않고 곧바로 먹으면서 진화해왔다.

수렵·채집 생활을 하던 우리 선조들은 먹을 것이 생기면 때와 장소를 가리지 않고 먹을 수 있는 만큼 바로 먹었다. 다음 끼니를 언제쯤 먹게 될지 모르기 때문이었다. 이러한 생존 본능은 시간이 흐르면서 우리 DNA에 깊이 각인되었다.

2. 먹을 것이 많아지고 가격이 내려갈수록 우리는 더 많이 먹고 그만큼 뚱뚱해진다.

비만의 원인을 생물학적으로 설명하는 이론은 많지만, '식품 환경의 변화' 외에는 현재 진행되고 있는 엄청난 비만율 증가를 합리적으로 설명하고 있는 이론은 거의 없다. 토머스 필립슨Tomas Philipson, 캐롤렌느 다이Carolanne Dai 등이 공동으로 집필한 《비만의 경제학The Economics of Obesity: A Report on the Workshop Held at USDA's Economic Research Service》에 따르면 전 세계적으로 꾸준히 비만 인구가 늘고 있는 것은 기술이 점점 발전하면서 식품 가격이 하락한 것과 관계가 있는 것이 분명하다.

아주 오랜 옛날부터, 손에 넣을 수 있는 음식이란 음식은 뭐든 다 먹으면서 목숨을 부지해온 우리 인간은 이제 그런 행동 방식이 유전자에 각인되어 버렸다. 우리 뇌의 원초적이고 비이성적인 부분(흔히 '파충류 뇌'라고 부르는)은 끊임없이 뭔가를 먹으라고 말한다. 우리가 우리 조상들과 다른 점이 있다면 우리는 이제 비교적 저렴한 음식을 언제든 손에 넣을 수 있다는 것이다. 지금의 우리는 "날 먹어, 어서!"라고 계속 외치는 유혹적인 음식의 바다를 헤엄치는 거대한 악어와도 같은데, 우리 뇌에서 이성을 관장하는 부분이 그 유혹을 이기지 못하는 경우가 많다.

《잡식 동물의 딜레마The Omnivore's Dilemma》를 쓴 마이클 폴란Michael Pollan은 비만 인구가 증가하는 이유를 '옥수수처럼 갈수록 가격이 낮아지는 상품을 생산하는 농업 기업들과 연방 정부가 서로 결탁했기 때문'이라고 비난한다. 그러나 사실 지난 50년 사이에 현대 소비 사회의 다른 모든 물건들이 그랬듯이 식품 가격도 엄청나게 저렴해졌다(다른 소비재에 비해서도 더 싸다). 자유 시장경제가 놀라운 성공을 거두면서 전체적인 생산 효율이 증가했고, 그 덕분에 음식뿐 아니라 모든 물건의 가격이 낮아졌다.

식품 업계는 자신들이 만든 음식을 먹이기 위한 온갖 메시지 공세를 퍼부으면서 계속 더 많은 음식을 먹도록 조장해 문제를 더욱 심각하게 만든다. 코넬 대학교 식품 브랜드 연구소 소장이자 《나는 왜 과식하는가 Mindless Eating》의 저자이기도 한 브라이언 완싱크 Brian Wansink의 말에 따르면, 실제로 현대인들은 모두 날마다 음식과 관련된 결정을 200여 가지 이상 하는데 그 대부분은 스스로 의식하지 못하는 상태에서 하는 결정이라고 한다.

3. 우리의 식욕 조절 메커니즘이 고장났다.

전 세계적으로 비만 인구가 폭발적으로 증가한 이유에 대한 가장 합리적인 설명은 우리 내부에 있는 식욕 신호장치를 제어하는 메커니즘이 고장났다는 것이다. 이제 우리는 '허기(배고픔)'와 '식욕'이라는 말을 거의 비슷한 의미로 사용하면서, 이 두 가지를 서로 구분하지 못하는 지경에 이르렀다. 실제로 배가 고픈 상태든 아니든 간에 맛있는 음식을 보면(아니면 자기가 좋아하는 음식을 먹는 생각을 떠올리기만 해도) 먹고 싶다는 생각이 든다. 오랫동안 허기진 상태가 되어본 적이 없기 때문에 허기진다는 것이 어떤 느낌인지

조차 모르는 이들도 많다.

  2007년 5월 〈타임Time〉지에는 제프리 클러거Jeffrey Kluger의 '식욕의 과학The Science of Appetite'이라는 기사가 실렸다. "우리 뇌의 어느 부분인가에는 컵케이크 회로가 있다. 이것의 작동 방식은 정확하게 밝혀지지 않았고 아무리 들여다봐도 눈에 잘 보이지 않는다. 하지만 존재하는 것은 확실하며 매우 강력한 힘을 발휘한다. 태어날 때부터 컵케이크에 탐닉하는 것은 아니지만, 오래 전 어린 시절에 처음 맛을 본 순간부터 곧바로 일련의 감각적·대사적·신경화학적 불꽃이 튀기 시작한다. 뇌의 한가운데에 있는 중뇌 변연계(쾌락을 처리하는 영역)에 불이 켜지면서⋯ '컵케이크는 맛있다'는 간단하고 원초적이면서 무의식적인 개념이 중뇌에 보존된다. 때로는 즐겁고 때로는 고통스러운 평생에 걸친 연애가 시작되는 것이다."

  클러거는 우리 인간이 시장기를 조절하는 다양한 생화학 기전에 대해서도 얘기한다. 1999년에 발견된 그렐린ghrelin이라는 호르몬이 있다. 위장에서 그렐린이 분비되면 뭔가가 먹고 싶어지기 때문에 '공복 호르몬'이라고도 불리는 이 호르몬은 원래 식사 시간에 맞춰 분비되어야 하지만, 클러거는 '음식을 보거나 냄새를 맡기만 해도' 그렐린이 분비된다는 이론도 있다고 말한다. 다시 말해 배가 고플 때든 아니든, 식사할 시간이 되었든 아니든 간에 식욕이 자극될 수 있다는 얘기다.

  과학자들은 배고픔이나 포만감을 느끼게 만드는 원인 물질이 무엇인지 알아내기 위해 열심히 연구했지만 비만 증가에 기여하거나 거기에 사용된

지방과 당분이 많이 함유된 음식이 식욕 조절 메커니즘을 혼란에 빠뜨린다

일반적인 상황에서는 우리에게 필요한 만큼의 영양분을 뇌가 정확하게 감지해 몸으로 신호를 전달하여 날마다 거의 같은 양의 에너지를 소비하도록 에너지 밸런스를 자동 조절함으로써 체중을 일정하게 유지한다.

음식 섭취 조절은 환경이나 심리적인 요소들의 영향을 받는 복잡한 피드백 체계인데 지방과 당분이 많이 함유된 음식을 먹으면 이 체계에 장애가 발생한다.

이런 음식은 뇌의 '보상' 체계를 활성화시킨다. 다시 말해 활동을 위한 열량이 필요해서 음식을 먹는 것이 아니라 우리 뇌가 중독성 있는 약물에 반응하는 것과 같은 방식으로 그 음식에 반응하기 때문에 먹는 것이다. 기분이 좋아지게 만드는 두뇌 물질(도파민, 세로토닌, 내인성 아편류 등)의 수치가 올라가고 이것 때문에 평소보다 더 오랫동안 식탁 앞에 앉아 많은 양을 먹게 된다("한 접시 더 먹어볼까").

또 이런 음식은 평소 같으면 이제 그만 먹어야 할 때라고 알려주는 포만감 신호를 잘 느끼지 못하게 만든다.

시간이 흘러 지방과 당분이 많이 든 음식에 익숙해지면 그 '정신적 마약'의 효과를 확실히 느끼기 위해 점점 섭취하는 양이 늘어난다. 자신은 그저 허기를 채우는 것뿐이라고 생각할지 몰라도 뇌기능의 관점에서 보면 약물에 '도취된' 효과를 즐길 때처럼 반응하는 것이다.

화학 물질이 무엇이든 간에 항상 쾌락 원칙이 작용하는 듯하다. 펜실베이니아 주립대학교 보건 및 인간발달 대학의 바바라 롤스는 우리가 먹는 음식이 다양한 것도 우리에게 즐거움을 주는 부분 가운데 하나라고 말한다. 특정 음식 한 가지만 양껏 먹는다면 해당 영양소에 대한 욕구는 충족될 수 있겠지만 계속해서 다른 음식을 갈망하게 된다. 롤스는 이를 가리켜 '감각 특정적 포만'이라고 부르면서 맛좋은 음식을 잔뜩 먹고 난 뒤에도 여전히 디저트가 들어갈 여지가 남아 있는 것과 관련이 있다고 말한다.

클러거는 "우리는 언제나 쾌락을 추구하는 존재들이므로 음식의 다채로운 색상과 감촉과 풍미가 전해주는 경험에 도취된다"라는 말로 기사를 마무리지었다. 그렇다면 "푸드 코트와 슈퍼마켓을 발명해낸 인간의 뇌가 이제는 그것들을 이용하는 방식을 통제할 수단을 만들어내야만 한다."

우울할 땐 초콜릿을 먹어라?

만족감을 얻기 위해 음식을 먹는 것은 음식 섭취를 조절하려는 노력을 손쉽게 방해한다. 과식을 하거나 별로 배가 고프지 않을 때 먹는 것은 대부분 감정적인 문제 때문임을 보여주는 중요한 증거가 있다. 종소리가 울리면 먹이를 먹도록 훈련된 파블로프$_{Pavlov}$의 개처럼 우리도 끼니때가 되면 자동으로 음식을 찾는다. 그러나 감정 상태 때문에 그런 파블로프 반응이 일어나기도 한다. 스트레스를 받거나 슬프거나 불안하거나 화가 나거나 초조하거나 아니면 그냥 심심할 때도 뭔가를 먹는다. 자기가 정말 갈망하는 것이 무엇인지 의식적으로 깨닫지 못한 상태에서 음식을 통해 그런 감정적인 혼란을 가라앉히려고 하는 것이다. 그리고 이런 상황에서 먹는 음식은 대부분 열량이 높고 영양은 부족한 간식 종류들이다. 예를 들어 초콜릿을 먹으면 뇌에서 분비되는 신경전달 물질인 세로토닌 수치가 증가되는데, 우울증 치료제를 복용해도 세로토닌 분비량이 늘어난다. 단 음식을 먹으면 혈당이 치솟아 신속하게 에너지를 얻을 수 있다. 그리고 이런 음식을 먹으면 단기적으로 기분이 좋아지기 때문에 약물중독자가 부정적인 감정을 떨쳐버리려고 계속 약에 의지하는 것처럼 계속 단 음식을 찾게 된다.

감정적인 식사는 학습된 행동일 수도 있다. 예를 들면, 어렸을 때부터 어머니가 음식을 먹는 것과 즐거움을 서로 연관시키도록 가르쳤을 수도 있다. 어쩌면 착한 행동에 대한 보상으로 먹을 것을 줬을 수도 있다. 아니면 어렸을 때 대가족 속에서 자라 저녁 시간에 다함께 식탁 앞에 둘러앉는 것이 하루의 즐거운 일과였을 수도 있다. 또는 그와 반대로 어머니가 단 것을 먹지 못하게 하는 바람에 사탕을 먹는 것이 금지된 즐거움이었을지도 모른다. 나쁜 짓을 저질렀을 때 그에 대한 벌로 후식을 먹지 못하게 했을 수도 있다.

이유가 무엇이든 간에 감정적인 식사에는 이중의 문제가 있다. 무의식적으로 음식을 먹는 것은 애초에 뭔가를 먹고 싶다는 욕구를 불러일으킨 근본적인 문제를 해결해주지 않는다. 또 대개의 경우 자기가 특정 순간에 음식을 먹는 이유를 알지 못하기 때문에 심각하게 체중이 늘면서 건강에도 악영향을 미치게 된다.

　음식이 눈앞에 보일 때마다 먹어치우는 파충류 같은 사고 패턴을 극복하고 먹는 즐거움을 추구하는 원초적인 욕구를 제어하지 않는다면 앞으로 30년쯤 뒤에는 (아무 제약 없이 먹어도 체중이 늘지 않는 운 좋은 10퍼센트의 인간들을 제외하고는) 모두가 뚱뚱하게 살이 찔 것이다.

4. 어떤 다이어트든 다 효과가 있지만 결국에는 모두 실패로 돌아간다.

　보스턴 터프트-뉴잉글랜드 의료 센터의 마이클 댄싱어Michael Dansinger가 실시한 연구에 따르면 **체중을 줄이기 위해서는 어떤 다이어트 방법을 시도하느냐보다는 무슨 방법이든 간에 그것을 꾸준히 유지하는 것이 더 중요하다**고 한다. 한편 몬트리올에 있는 맥길 대학교McGill University의 심리학과 부교수인 바벨 노퍼Barbel Knauper는 다이어트에 실패하는 가장 큰 원인으로 현실적이지 못한 목표를 세우는 것을 꼽는다.

　체중이 많이 나가는 사람들은 대부분 살을 빼려고 시도해본 적이 있고 개중 상당수는 한동안은 체중감량에 성공하기도 한다. 아무리 터무니없어 보이는 다이어트법이라도 자신이 먹는 음식에 계속 신경 쓰면서 꾸준히 그 방법을 고수한다면 효과가 있을 것이다. 하지만 무기한 지속할 수 있는 다이어트 방법을 고안해내지 않는 한 결국 모든 다이어트는 실패하게 마련이다. 이 말은 곧 체중감량에 성공한 이들 가운데 거의 100퍼센트 가까운 이들이 5년 안에 도로 체중이 늘어난다는 것을 보여주는 통계를 이겨낼 방법을 찾아야 한다는 얘기다.

어떤 다이어트 방법을 택하든 간에 섭취하는 총 열량이 줄어든다면 살이 빠지게 되어 있다. 체중감량을 시도할 때는 영양 밸런스는 별로 중요하게 고려하지 않는다. 섭취를 제한하는 영양소가 지방이든 탄수화물이든 아니면 단백질이든 상관없이 평소 소비하는 열량보다 적은 열량을 섭취하는 것이 관건이다. 그러나 계속해서 날마다 열량 섭취를 제한하는 것은 효과가 없다는 것을 보여주는 일련의 증거들이 무수히 많다. 우리의 의지력으로는 그것을 꾸준히 유지하는 것이 불가능하기 때문이다.

현실적인 목표를 세워라

새로운 다이어트를 시작할 때는 그것을 계속 지속하고 배고픔을 느끼지 않기 위해 병적으로 기분이 고양된 상태를 만들어내지만 시간이 지나면서 그런 기분은 서서히 사라진다. 그리고 결국에는 욕구 불만과 허기, 박탈감, 지루함, 혹은 체중은 줄었지만 삶이 크게 달라지지 않은 데 대해 실망감을 느끼게 된다(우리는 체중감량뿐만 아니라 그에 수반되는 생활방식과 관련해서도 비현실적인 목표를 세우곤 한다). 이런 기분이 들면 다이어트를 관두게 되고 그러면 줄었던 체중이 다시 늘어날 수밖에 없다.

5. 음식이 눈앞에 있을 때마다 먹으려 드는 버릇을 이겨내는 계획을 세우지 못하면 다이어트가 효과를 발휘할 수 없다.

오늘날 '비만'이라는 문제의 범위는 계속 넓어지고 있다. 많은 사람들이 과체중이지만 그들 대부분은 자신의 그런 상태를 원치 않는다. 오늘날과 같은 환경에서 진행되는 체중의 '자연스러운 역사'는 하버드 출신 의사인 조지 블랙번George L. Blackburn과 그의 동료들이 10년 동안 지역 사회를 중심으로 진행한 지원자 연구에서 확실하게 증명되고 있다.

연구를 진행하는 동안 한쪽 그룹은 하루 한두 끼 정도를 식사대용식 셰이크나 영양 바nutrition bar로 때우게 하고 대조군은 평상시와 똑같은 식사를 하게 했다. 셰이크를 먹은 쪽은 10년 동안 체중이 2.8kg 줄어 계속 그 상태를 유지한 반면 대조군은 12kg 늘었다. 이는 해마다 평균 1.1kg씩 체중이 늘어난 것으로, 두 그룹 사이에 총 15kg의 격차가 생긴 것이었다.

논리적으로 생각할 때 평소와 같은 식사를 한 집단도 일단은 연구에 참여하고 있기에 체중을 조절하려는 노력을 어느 정도는 기울였을 것이 분명하다. 이 경우 그들은 유전자, 감정, 음식이 넘쳐나는 주변 환경의 전형적인 희생양이라고 할 수 있다. 그러므로 나는 이 연구 결과를, 시간이 흐르면서 점점 더 뚱뚱해지는 것을 피하려면 구체적인 자기조절 계획(식사 대신 대용식 셰이크를 마신다든가 하는)을 세워둬야 한다고 풀이한다. 시간이 지나면서 체중이 줄기를(혹은 늘지 않기를) 바란다면 반드시 이런 계획이 있어야 한다. 그렇지 않다면 아무리 의지력이 강하더라도 힘들다.

6. 장기적인 전략이 수반된 다이어트만이 장기간 그 효과를 유지할 수 있다.

앳킨스Atkins, 웨이트 와처Weight Watchers, 딘 오니시Dean Ornish 등 많은 사람들이 주장한 다양한 다이어트 방법을 서로 비교한 최근 연구를 보면 어떤 다이어트 방법을 이용하든 간에 1년 뒤에 감량된 총 체중에는 큰 차이가 없었다. 어떤 다이어트 방법이든 단기적으로는 모두 효과가 있었지만, 장기적으로는 모두 실패로 돌아가고 만 것이다.

1994년에 설립된 미국 체중조절단체의 회원들 중에는 13kg 이상 감량한 체중을 최소 5년 이상 유지한 이들이 있다. 켄터키 주립대학교에서 의학박사 제임스 앤더슨James W. Anderson과 동료들이 연구한 또 다른 그룹에는 체중을 45kg 이상 감량한 아주 뚱뚱한 사람들이 포함되어 있었는데 이들은 30kg 정도 감량된 체중을 5년 동안 유지했다.

이렇게 '줄인 체중을 유지하는 사람들'은 여전히 소수지만 이들이 성공할 수 있었던 것은 다이어트를 단기간에 끝내겠다는 생각을 바꿔 장기적인 전략을 세운 덕분이다. 나는 다이어트를 시도하는 이들을 수없이 많이 봐왔고, 또 그들이 실패하는 모습도 많이 지켜보았다. 그래서 나는 다이어트에 관한 자명한 진실들을 신중하게 고려하면서도 날마다 느끼는 박탈감도 최소화할 수 있는 '하루 걸러 다이어트'를 여러분에게 제안하고자 한다.

하루는
정말
맘껏 먹어라

♥   2003년, 나는 마크 맷슨 Mark Mattson과 그의 동료들이 국립노화연구소에서 실시한 실험에 관한 글을 읽었다. 그 실험은 사실 맷슨의 동료인 도널드 잉그램 Donald Ingram이 예전에 실시한 실험에서 영감을 얻은 것이었다. 잉그램은 실험쥐를 두 그룹으로 나눈 뒤 젖을 뗀 순간부터 죽을 때까지 꾸준히 관찰했다. 한쪽 그룹은 날마다 무슨 먹이든 자유롭게 먹을 수 있게 한 반면, 두 번째 그룹에게는 이틀에 한 번씩만 먹이를 듬뿍 줬다. 격일로 먹이를 먹은 그룹은 날마다 마음껏 먹은 그룹에 비해 수명이 평균 30퍼센트 정도 길어진 것으로 나타났다.

맷슨은 잉그램의 연구 결과를 바탕으로 거기에서 한 걸음 더 나아갔다. 유전적 성질이 같은(먹이를 마음껏 먹게 놔둘 경우 계속해서 게걸스럽게 먹도록 유전자를 변형한) 세 그룹의 쥐를 사용한 맷슨과 동료들은 두 그룹에게는 잉그램과 똑같은 방식으로 먹이를 먹였다. 그리고 세 번째 그룹은 날마다 먹이를 주되 정상적인 칼로리 섭취량을 40퍼센트 정도 줄였다.

건강과 수명이라는 두 마리 토끼를 다 잡을 수 있다

연구를 시작하고 2주가 지나자 날마다 제한된 양의 먹이만 먹은 그룹은 체중이 줄고 포도당과 인슐린 수치가 낮아진 반면, 날마다 마음껏 먹이를 먹인 그룹에 비해 인슐린 민감성과 '스트레스 내성'은 더 높아졌다. 포도당과 인슐린 수치가 낮아진 것은 수명이 길어짐을 나타내는 지표이고 심장질환 및 당뇨병 발병률 감소와도 관련이 있다. 이것은 잉그램의 실험 결과를 통해서도 알 수 있었던 내용이므로 별로 놀라운 발견은 아니며 앞서 말했듯이 식이 제한이 건강과 장수에 긍정적인 영향을 미친다는 것은 다른 연구를 통해서도 이미 밝혀진 바 있다. 하지만 내가 주목한 부분은 이틀에 한 번씩만 먹이를 먹은 쥐들이 (비록 먹이를 준 날 게걸스럽게 먹어치우는 바람에 체중은 줄지 않았지만) 날마다 열량 섭취를 제한한 쥐들 정도의 수준, 혹은 그보다 더 나은 수치를 보였다는 점이다. 뿐만 아니라 몇 주 동안 세 가지 방법으로 먹이를 준 쥐들에게 뇌졸중이나 알츠하이머나 파킨슨병에 걸렸을 때 생기는 것과 비슷한 신경 손상을 일으키는 흥분 독소를 주사한 결과, 이틀에 한 번씩 먹이를 먹은 쥐들은 (먹이를 주는 날이면 양껏 먹었기 때문에 아무런 제한 없이 먹이를 먹은 쥐들과 체중은 비슷했지만) 다른 두 그룹에 비해 해마 내 병변 크기가 눈에 띄게 작았다. 이는 곧 아무 제한 없이 먹이를 주거나 날마다 제한된 양만 먹인 쪽보다 격일로 먹이를 준 쪽이 건강도 좋아지고 수명도 늘어났음을 의미한다.

건강과 수명의 또 다른 지표로, 중추신경계가 평생 동안 받는 스트레스를 이겨내는 능력과 회복 능력이 있다. 인간의 경우 중추신경계의 회복력은 뇌졸중이나 알츠하이머 같은 뇌 질환에 반응하는 방식과 환경 독소의 영향력에 저항하는 능력을 나타내는 지표다.

맷슨은 세 그룹 모두에 대해 스트레스를 견디는 중추신경계의 능력을 조사했다. 이를 위해서 그는 뇌의 해마 부위에 '카이네이트$_{kainate}$'라는 독성 화학 물질을 주사해서 쥐들에게 인공적인 뇌 손상을 일으킨 뒤 나중에 손상 부위의 크기를 조사했다. 그 결과, 섭취 열량을 제한한 두 그룹이 아무런 제약 없이 먹은 대조군에 비해 손상 정도가 현저히 낮았다. 게다가 이틀에 한 번씩 먹이를 먹은 쥐들이 매일 먹이양을 제한한 쥐들에 비해 손상 범위가 더 작았다.

다시 말해, 맷슨이 연구한 모든 내용을 종합해보면, 격일로 먹이는 주는 편이 매일같이 식사량을 제한하는 쪽보다 건강과 수명 연장에 훨씬 도움이 되는 것으로 드러났다. 맷슨과 그의 동료들은 이 실험 결과를 바탕으로 간헐적인 단식(이틀마다 한 번씩 먹이를 주는 것)이 '칼로리 섭취량에 관계없이 이 쥐들의 포도당 조절 능력과 부상에 대한 뉴런의 내성에 긍정적인 영향을 미쳤다'는 결론을 내렸다.

나는 이런 혁신적인 연구 결과를 통해 동물은(더 나아가 인간도) 날마다 칼로리 섭취량을 제한할 필요가 없고 또 건강을 유지하기 위해 반드시 삐쩍 마를 필요도 없다는 사실을 알게 되었다.

노화를 부르는 산화 스트레스

열량 제한, 특히 하루 걸러 하루씩 음식 열량을 제한하여 먹는 것이 심장과 중추신경계 건강에 도움이 된다면 그것 외에는 또 어떤 장점이 있을까? 혹시 암을 예방하는 데도 효과적일까?

캘리포니아 주립대학교 버클리 캠퍼스의 내분비학자 마크 헬러스타인Marc Hellerstein은 실험쥐들에게 격일로 먹이는 주는 것이 여러 조직의 세포분열(증식) 속도에 어떤 영향을 미치는지를 연구했다. 세포가 분열하여 증식하는 속도는 암 발병 가능성을 나타내는 지표가 된다. 헬러스타인 박사의 실험은 쥐들에게 격일로 먹이를 준 지 단 2주 만에, 이 쥐들이 섭취한 총 열량은 크게 줄지 않았음에도 불구하고 피부 세포와 유선 세포, T 임파구의 증식 속도가 현저하게 느려졌음을 보여주었다. 이런 결과는 이 방법이 인간에게도 상당한 암 예방 효과가 있음을 알려주는 증거로 생각할 수 있다.

프랑스에서 올리비에 데캉Olivier Descamps과 그 동료들이 림프종 발병 위험이 높아지도록 유전자를 조작한 중년기 쥐들을 이용해 실시한 다른 연구에서도 격일로 먹이를 주는 것이 암 예방에 도움이 된다는 사실이 입증되었다. 연구가 진행되는 넉 달 동안, 격일로 먹이를 준 쥐들 가운데는 림프종에 걸린 쥐가 한 마리도 없었던 반면, 대조군에서는 림프종 발병률이 33퍼센트나 되었다. 게다가 연구원들은 이틀에 한 번씩만 먹이를 먹인 쥐들에게서 노화의 기본 지표인 미토콘드리아(세포의 주요 에너지원)의 산화 손상이 크게 줄어든 것을 발견했다. 결국 이들은 **'격일 단식이 효과가 있는 것은 단순히 열량 섭취**

를 제한하기 때문이 아니며, 격일 단식은 유익한 항산화 효과를 발휘하고 노화와 관련된 산화 스트레스를 완화한다'는 결론을 내렸다.

1954년, 덴험 하먼Denham Harman이라는 젊은 의사가 그때까지 과학자들이 주장해온 인간의 노화 방식에 대변혁을 일으킬 만한 새로운 이론을 내놓았다. 호흡 과정에서 몸 속으로 들어간 산소가 산화과정에 이용되면서 세포, 단백질, DNA를 서서히 손상시키다가 결국 죽게 만드는 '활성산소'가 생성된다는 '노화의 활성산소 이론'이다. 활성산소 때문에 생기는 이런 손상을 '산화 스트레스'라고 한다. 처음에는 의학계에서 그의 이론을 진지하게 받아들이지 않았지만 시간이 지나 하먼의 이론을 뒷받침하는 의학적 연구 결과들이 나오기 시작하면서 현재는 산화 스트레스로 인한 손상이 인간 노화의 주요 원인이라는 학설이 널리 받아들여지고 있다.

우리 몸은 원자와 분자로 구성되어 있는데 모든 원자와 분자에는 한 쌍 이상의 전자가 포함되어 있다. 시간이 흐르면서 미토콘드리아의 정상 대사 과정에서 '활성산소'가 발생하는데, 활성산소란 전자를 하나 잃어버린 원자를 말한다. 활성산소는 전자가 부족해 불안정한 상태이므로 완벽한 구조를 이뤄 안정성을 되찾기 위해 근처에 있는 다른 분자에게서 전자를 '빼앗으려고' 한다. 그렇게 되면 물론 전자를 '빼앗긴' 분자도 똑같은 일을 하게 되므로 결국 더 큰 손상이 발생한다. 이러한 손상으로 인해 세포에 찌꺼기가 쌓이면 기능 부전이 발생하고 결국 그 스트레스 때문에 세포가 죽게 된다. 그러나 활성산소가 나쁜 영향을 주는 것만은 아니다. 병원체나 이물질을 제거하기 위한 생체방어과정에서 산소·과산화수소와 같은 활성산소가 많이 발생하는데, 이들의 강한 살균작용은 병원체로부터 우리 몸을 보호하기도 한다. 현대인의 질병 중 약 90%가 활성산소와 관련이 있다고 알려져 있는데, 죽상동맥경화증, 관절염, 알츠하이머병, 제2형 당뇨병 등 노화로 인해 발생하는 수많은 만성 질환과도 관련이 있는 것으로 드러났다. 따라서 이러한 질병에 걸리지 않으려면 몸 속의 활성산소를 없애주는 항산화물질(비타민 C, 비타민 E, 셀레늄, 글루타티온, 베타카로틴 등)을 섭취하면 된다.

날마다 열량 섭취를 제한한 경우와 격일로 제한한 경우 모두 산화 스트레스가 감소되었는데 이는 아마도 산소 섭취가 줄어들었기 때문인 듯하다.

하루 걸러 다이어트를 하면 산화 스트레스가 감소한다

나이가 들면 텔로미어(염색체 끝부분)의 길이가 점점 짧아진다. 이는 세포가 분열될 때 텔로미어가 불완전하게 복제되어 그때마다 DNA 일부가 손실되기 때문이다. 결국 세포는 DNA의 중요한 부분에 손상을 입지 않고는 분열될 수 없기에 노화(아직 죽지는 않았지만 제대로 기능하지 못하는 상태), 괴사(사망), 세포 자멸사(세포 자살)의 과정을 겪게 되는 것이다.

우리는 활성산소에 의한 산화 손상이 텔로미어가 짧아지는 것과 관련이 있다는 사실을 알고 있다. 따라서 나이는 같아도 산화 스트레스를 더 많이 받은 사람의 텔로미어 길이가 더 짧다. 텔로미어 길이가 남보다 짧은 사람은 심장질환으로 사망할 확률이 3배 더 높고 감염성 질환으로 사망할 확률은 8.5배나 된다.

만성 염증은 백혈구가 정상보다 빨리 복제되면서 생기는 증상인데 그 결과 텔로미어가 더 짧아진다. 따라서 만성 염증이 있는 사람은 남들보다 젊은 나이에 텔로미어 길이가 짧아져 때 이른 세포 노화와 괴사, 자멸사가 발생하고 노화로 인한 만성 질환도 일찍부터 발병한다고 가정해도 무방할 것이다.

'하루 걸러 다이어트'는 뛰어난 항염증 효과를 발휘하기 때문에 죽상동맥경화증 같은 질병과 관련된 만성적인 산화 손상이나 때 이른 텔로미어 길이 단축이 줄어들고 수명이 늘어난다.

산화 스트레스로 인한 각종 질병

산화 스트레스는 250여 가지 질병 및 노화와 관련된 거의 모든 질병과 관련이 있다.

죽상동맥경화증: LDL 콜레스테롤(나쁜 콜레스테롤)은 동맥벽에 쌓이는데, 전자를 하나 잃어버린 활성산소가 LDL을 '산화' 시키면 산화된 LDL이 조직을 자극해 염증을 일으킨다. 이 염증 때문에 동맥벽에 죽상반이 생겨

동맥 통로를 차단하는 바람에 결국 혈액 흐름이 막힌다.

관절염: 관절의 산화 손상 때문에 생기는 병으로, 이 염증은 다시 더 큰 산화 손상을 야기한다.

알츠하이머병: 알츠하이머병의 첫 번째 원인은 뉴런의 산화 손상이다. 이 때문에 신경섬유가 엉키고 베타-아밀로이드 플라크가 생기는 것이다.

암: 활성산소 때문에 DNA가 손상돼 세포가 돌연변이를 일으키거나 변화가 생기는 것이 암세포 형성의 초기 단계인 경우가 많다.

당뇨병: 산화 스트레스로 인해 제2형 당뇨병의 주요 원인인 인슐린 저항이 생긴다.(성인에게 주로 발생하는 제2형 당뇨병은 인슐린 분비 저하와 인슐린 저항성으로 인해 생긴다 –역주)

질병을 예방해 건강하게 오래 살려면 산화 스트레스를 줄여야 한다. 70세보다 100세 노인의 산화 스트레스 수준이 더 낮음을 보여주는 연구 결과가 적어도 두 건 이상 있는데, 이는 고령까지 살기 위해서는 산화 스트레스 수준을 낮게 유지해야 한다는 것을 의미한다.

'하루 걸러 다이어트'는 염증과 활성산소로 인한 손상을 줄여 심장질환과 뇌졸중을 예방한다.

지금보다 식사 횟수를 줄이면 어떻게 될까

대부분의 사람들은 으레 하루 세 번씩 식사를 하지만 이보다 식사 횟수를 줄이는 편이 건강에 좋다는 것을 보여주는 연구 결과가 많이 있다. 이런 연구들 가운데 하나는 30일간의 라마단 기간 동안 하루 12~14시간씩 단식하는 사람들을 관찰했는데, 라마단 단식에 참여한 이들은 비록 체중은 줄지 않았지만 몸에 좋은 콜레스테롤 수치가 올라가고 염증을 유발하는 화학 물질인 사이토카인$_{cytokine}$은 감소했다고 한다.

마크 맷슨도 사람들을 대상으로 하루 섭취 열량을 단 4시간 사이에 모두 먹게 하는 실험을 실시했다. 이 실험 참가자들은 실험이 진행되는 6개월 동안 체중은 겨우 1.4kg 감소하는 데 그쳤지만 체지방은 2.1kg이나 줄었다. 이 말은 곧 체지방 근육 조직이 640g 늘어났다는 뜻이다. 이는 별로 대단치 않은 변화처럼 보이지만 체지방이 2kg 넘게 감소된 것은 그만큼 염증 발생이 대폭 줄었다는 얘기다. 하지만 이 실험에 참가한 이들은 규칙적으로 식사를 할 때보다 훨씬 허기가 진다고 불평했고, 하루에 먹을 음식을 이렇게 제한된 시간 안에 다 먹는 것을 마음에 들어 하지 않았다.

이 두 가지 실험은 "격일로 열량을 제한하는 것이 건강에 좋을까?"라는 의문의 논점을 교묘히 피해 간다.

의학 문헌에 실린 수많은 연구 결과 가운데 충분한 영양분을 공급하는 통제된 환경에서 사람을 대상으로 장기간에 걸쳐 실시한 열량 제한 실험 내용은 하나밖에 없다. 1956년에 스페인의 의학 저널 〈레비스타 클리니카 에스파뇰라Revista Clinica Espanola〉에 실린 이 연구는 에두아르도 아리아스 발레조Eduardo Arias Vallejo라는 사람이 마드리드에 있는 한 양로원에 거주하는 건강한 남녀 노인들을 대상으로 실시한 것이다(당시 발레조는 이 양로원의 의료 책임자였고 나중에는 스페인 소화기 병리학 협회의 회장도 역임했다). 하지만 이 연구 결과의 원문을 읽어보니, 전체적인 섭취 열량을 줄인 것은 아니었음이 확실했다. 실험 대상자들에게 이틀에 한 번씩 섭취하는 열량을 줄이도록 했을 뿐이다. 다시 말해 하루는 정상적인 필요 칼로리보다 덜 먹고 그 다음날은 그보다 더 먹는 식이었기 때문에 평균적인 칼로리 섭취량에는 전혀 제한이 없었던 셈이다. 그리고 매일 '정상적인' 식사를 하는 대조군도 물론 있었다.

하지만 이 연구 내용을 정확하게 분석하려면 먼저 1956년 당시 스페인 노년층의 평균적인 1일 칼로리 섭취량을 알아야만 했다. 우리는 1950년대 스페인 사람들의 키와 몸무게 데이터를 찾아본 뒤 남녀 모두 1일 평균 1,600칼로리 정도의 열량을 섭취했을 것이라고 판단했다.

평소보다 열량을 적게 섭취하는 날에는 실험 참가자들에게 우유 1리터와 신선한 과일 500g을 지급했는데 이 음식의 열량을 전부 합치면 약 900~950cal가 되어 평소 먹던 1,600cal의 56퍼센트 정도를 섭취했을 것이라고 추산했다. 발레조는 '열량 무제한일(up day)'에는 실험 참가자들이 2,300cal를 섭취했다고 말했다. 추측컨대 열량 무제한일에는 참가자들이 원하는 만큼 실컷 먹도록 했을 것이고 2,300cal라는 수치는 양로원 식당에서 일하는 직원이 식사 시간에 실험 참가자들의 쟁반에 담긴 음식을 모두 기록한 뒤 그 칼로리를 더해서 나온 수치일 것이다.

이 수치에 따르면 '열량 제한' 연구에 참가한 이들은 열량 무제한일에 평소 1일 칼로리 섭취량의 144퍼센트를 먹어 '열량 제한일(down day)'에 900cal만 먹은 것을 사실상 상쇄했기 때문에, 열량 제한일과 무제한일의 섭취량을 더해서 평균을 내면 '정상 수준'이 된다. 그러니까 전체적인 섭취 열량은 전혀 줄지 않은 셈이다.

어떤 이들은 이 연구에 참가한 이들의 칼로리 섭취량이 평소보다 35퍼센트 줄었다고 해석했지만, 이것은 대조군(식이요법을 하지 않은 이들)이 매일 2,300cal를 섭취했다는 잘못된 결론을 내린 오해에서 나온 해석이다. 그러나 발레조의 논문에는 그런 언급이 없다. 그는 다만 대조군도 매일 다이어트 그룹과 똑같은 음식을 먹었다고만 말했다(이 말은 곧 그들도 매일 평균적으로 1,600cal 정도의 음식을 섭취했다는 얘기다).

비교를 위해, 미국 보건후생부에서 가장 최근에 발표한 미국인을 위한 식생활 지침을 살펴보면 51세 이상의 사무직 근로자들의 하루 권장 칼로리는 1,800cal다(남자는 2,000cal, 여자는 1,600cal). 현대 미국인들은 1870년대와 1880년대에 태어난 스페인 사람들에 비해 키도 더 크고 몸무게도 더 나가 BMI가 26~27 정도 된다. 그러니까 내가 말하고자 하는 요점은, 오늘날의 기준에서 봐도 2,300cal를 하루 필요 칼로리로 보기에는 지나치게 많다는 것이다.

안타깝게도 발레조 박사는 실험에 참가한 이들의 체중에 관해서는 언급하지 않았는데 아마 실험이 끝난 뒤에도 체중 변화가 없었기 때문일 것이다. 그러나 몇몇 필자들의 말처럼 만약 실험에 참가한 노인들이 칼로리 섭취량을 35퍼센트 가량 줄였다면 연구를 시작한 첫 해에 벌써 체중이 36kg이나 줄었을 것이다.

솔직히 말해 내 동료인 로브$_{Laub}$ 박사와 나는 발레조 박사와 그 양로원을 운영하던 성 요셉 수도원의 수녀들, 그리고 환자들 본인이나 가족이 이런 체계적인 기아 상태를 허용했으리라고는 도저히 상상할 수 없다.

발레조의 실험에 참가한 이들은 수명이 얼마나 연장되었을까

일반적으로 동물들을 대상으로 한 실험에서 열량 섭취를 제한한 동물들의 수명이 얼마나 늘어났는지 말할 때는 대조군의 수명을 기준으로 그 늘어난 비율을 말한다. 바꿔 말하자면 실험 대상이 된 동물들은 모두 제각기 다른 시기에 죽는데 그것을 그래프로 나타내보면 다음과 같은 그래프가 된다. y축에 보이는 것처럼 실험을 처음 시작할 때는 모든 동물이 살아있지만 x축을 따라 시간이 흐르면서 결국 모두 죽는다. 다만 열량 섭취를 제한한 동물들은 그렇지 않은 동물에 비해 40퍼센트 정도 더 오래 산다는, 즉 나이가 더 든 후에 죽는다는 차이가 있다. 일례로 쥐의 평균 수명은 2년인데 열량 섭취를 제한할 경우에는 2.8년 정도 산다.

【 생존곡선 】

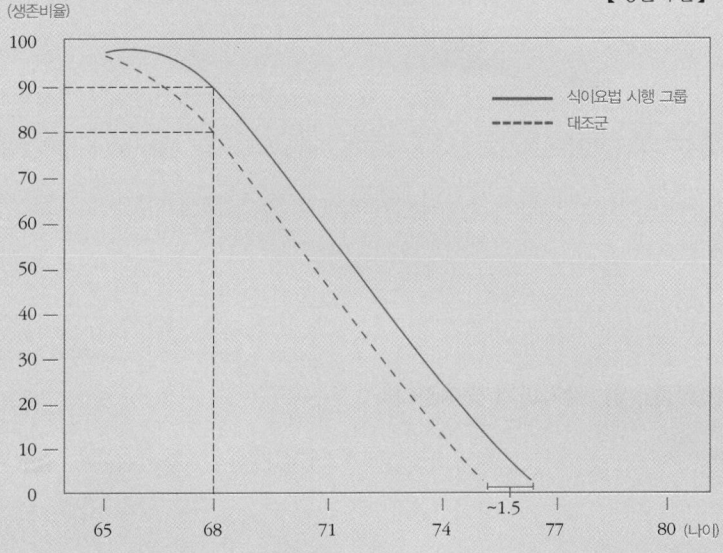

발레조의 연구에 참가한 이들의 사망률 곡선을 재구성해보면 인간도 이와 동일한 패턴을 따른다는 사실을 알 수 있다. 1957년에 스페인의 평균 기대 수명은 69.7세였다. 두 그룹의 사망률을 그래프 상에 표시해보니 식이요법에 참여한 그룹의 곡선이 오른쪽으로 약 18개월 정도 떨어져 있었다. 이는 3년 동안 꾸준히 이 식이요법에 따른 이들의 수명이 50퍼센트 정도 연장되었음을 나타낸다. 이것은 그저 우리가 알고 있는 지식에 근거한 추측일 뿐이고 연구 기간만 관련이 있기는 하지만, 인간 이외의 다른 종에서 드러난 열량 제한 효과와 동일한 범위에 속한다.

이 연구는 3년간 지속되었고 연구가 끝난 뒤 두 그룹의 상태를 비교했다. 연구가 진행되는 동안 식이요법을 시행한 그룹이 병원에 입원한 기간은 총 123일이었던 반면 대조군 쪽에서는 총 219일을 병원에서 보냈고, 식이요법 그룹에서는 6명의 사망자가 나온 반면 대조군에서는 13명이 사망했다. 요컨대 대조군과 비교해 식이요법 그룹은 심각한 병에 걸리거나 사망할 확률이 절반으로 줄어든 것이다.

심장질환, 암, 감기까지 줄여준다

발레조의 연구에서 살펴본 두 그룹 사이의 가장 큰 차이점은 심장질환으로 인한 사망자 수였다. 식이요법 그룹에는 심근경색(심장마비)으로 인한 사망자가 3명이었던 데 반해 대조군에서는 5명이 심근경색으로 사망했다. 또 대조군에는 울혈성 심부전 환자가 4명이나 있었지만 식이요법 그룹에는 한 명도 없었다. 결국 대조군에서 심장질환으로 사망한 사람(9명)의 수가 식이요법 그룹(3명)보다 3배나 많았던 셈이다.

앞서도 말했듯이 간헐적인 먹이 공급이 동물의 중추신경계에 놀라운 개선 효과를 미친다는 것을 보여주는 연구가 많이 있다. 심장에는 전기 자극을 질서정연하게 심장 근육으로 전달해 정상적인 심장 리듬을 만들어내는 전도계를 이루는 특수한 섬유 조직이 있다. 이 섬유 조직은 신경섬유 같은 기능을 하는데, 로브 박사와 나는 이 조직도 신경섬유와 마찬가지로 발레조 실험의 열량 무제한일 및 제한일 패턴에 영향을 받았을 것이라고 생각한다. 심근경색으로 사망한 이들 대부분은 전도섬유가 건강할 경우 그 위험을 최소화할 수 있는 불규칙한 심장 리듬 때문에 사망한 것이므로, 우리는 이 식이요법이 심근경색이나 울혈성 심부전증을 예방할 수 있었던 것은 전도계에 유익한 영향을 미친 덕분이라고 생각한다.

암 사망자 수치(각 그룹마다 두 명씩)를 보면 이 식이요법은 암 예방 효과가 없는 것처럼 보인다. 그러나 암은 증상이 뚜렷이 드러나기 전까지 몇 년씩 우리 몸속에 존재하는 병이므로 3년이라는 연구 기간은 암 진행에 영향을 미치기에는 너무 짧은 기간일지도 모른다. 실제로 우리가 살펴본 바에 따르면 동물을 대상으로 한 실험에서 열량 섭취를 제한할 경우 상당한 암 예방 효과가 있음이 밝혀졌고, 사람의 경우에도 소식하는 사람일수록 암 발병률이 낮다는 포괄적인 데이터가 있다.

마지막으로 발레조의 실험 참가자들이 치료받은 생명과 무관한 질병 가운데 기관지염(전염성 질환)을 예로 들어보면 대조군에서는 환자가 8명, 식이요법 그룹에서는 3명이 발생했다. 내가 직접 관찰한 바로는 '하루 걸러 다이어트'를 하는 이들의 경우 상부 호흡기 감염이 발생하는 빈도와 증상도가 현저하게 낮아졌다. 또 칼로리 제한 협회 회원들은 칼로리 제한을 시작하기 전보다 감기에 걸리는 횟수가 크게 줄었다고 보고했다.

열량 섭취를 제한한 동물들은 감염성 질환에 걸리는 빈도도 줄었는데 이는 면역 반응이 개선된 덕분인 듯하다. 예컨대 열량 섭취를 제한한 동물들은 열량을 제한하지 않은 동물들에 비해 순환 임파구(감염과 종양 발생을 막아 주는 백혈구의 일종) 수는 1/3로 줄었지만 임파구의 기능은 더 좋아졌다.

배부르게 먹지 않는다면?

맷슨의 쥐 실험과 발레조의 인간 실험 모두, 실험 대상들은 먹는 데 제한을 받지 않는 날이면 정상적인 필요 칼로리보다 더 많은 양의 음식을 먹었지만, 그래도 여전히 대조군과 비교해 상당한 건강증진 효과를 보였다. 이 증거를 살펴보니 이틀에 한 번씩 음식을 먹으면 섭취하는 총 열량이 줄거나 체중이 크게 감소하지 않더라도 날마다 열량 섭취를 제한하는 것과 거의 비슷하게 건강이 개선되고 수명이 늘어나는 것이 확실해 보였다.

최근에도 사람들을 대상으로 격일 단식의 효과에 대한 실험이 진행되었다. 세계적으로 유명한 신진대사 학자인 에릭 라부신 Eric Ravussin과 동료들이 2005년 초에 루이지애나 주 배턴루지 Baton Rouge에 있는 페닝턴 생물의학연구센터 Pennington Biomedical Research Center에서 실시한 이 연구에서는 정상 체중을 지닌 16명(남자 8명, 여자 8명)의 실험 참가자들을 대상으로 3주 동안 격일 단식 요법을 시행했다. 단식을 하는 날에는 칼로리가 없는 음료수와 차, 커피, 무설탕 껌만 먹게 한 반면 단식을 하지 않는 날이면 원하는 것은 무엇이든 먹을 수 있었다. 실험이 끝날 무렵에는 다들 체중이 줄었는데, 연구원들의 설명에 따르면 이는 "실험 참가자들이 열량 무제한일에도 평소 체중을 유지할 수 있을 만큼 많은 음식을 먹을 수 없기" 때문이다. 하지만 연구원들은 "금식과 향연을 장기간 반복하다 보면 실험 참가자들이 피하려고 하는 상태(예: 허기나 예민한 감정)가 반복되면서 이런 식습관을 유지하는 사람들의 능력에 한계가 생기므로 계속 유지하기가 힘들다"는 말도 했다. 다시 말해 자진해서 이런 식의 식습관을 들이려는 사람은 아무도 없다는 얘기다.

2003년에 '하루 걸러 다이어트'에 대해 처음 알게 되었을 때 나는, 대부분의 사람들이 열량 제한일마다 평소 칼로리 섭취량의 20퍼센트 이하를 먹어야 하는 것을 일정 기간 이상 견뎌내지 못할 것이라고 혼자 판단했기 때문에 라부신이 논문을 마무리하면서 "단식하는 날 소량의 식사(필요 칼로리의 10~20퍼센트에 해당하는)를 할 수 있게 한다면 사람들이 격일 단식을 받아들이기가 좀더 쉬워질 것이다"라는 말을 덧붙인 것을 보고 기뻤다.

그리고 "실제로 단식까지 가지 않더라도 이틀에 한 번씩 열량 섭취를 엄격하게 제한하고 열량 무제한일에 특별히 과식하거나 게걸스럽게 먹지 않는다면 어떤 결과가 나올까?"라고 스스로 자문해 보았다.

그래서 나 혼자 참여하는 1인 테스트 그룹을 만든 뒤 이틀에 한 번씩 섭취하는 열량을 평소 섭취 열량의 20퍼센트로 줄이는 식이요법을 시도하면서 실제로 단식을 하지 않고도 맷슨이나 발레조의 실험에서 본 것과 같은 건강 증진 효과를 얻을 수 있는지 알아내고자 했다. 섭취 열량을 제한하지 않는 날에는 평소대로 먹었다. 처음에는 건강을 위한 이 식이요법을 따르는 데 약간 노력이 필요했다. 그래서 사실 먹고 싶을 때는 맥도날드의 감자튀김(개인적으로 가장 좋아하는 음식이다)이나 파파이스의 매콤한 프라이드치킨도 망설이지 않고 먹었다.

　흥미롭게도 열량을 제한하지 않는 날이 되어도 과도하게 배가 고프거나 전날 아주 적은 양만 먹은 것을 '벌충하기' 위해 과식을 해야겠다는 생각이 들지 않는다는 사실을 깨달았다. 그리고 먹는 즐거움을 삼가야 하는 기간이 한 번에 하루 이상 지속되지 않는다는 사실을 알기에 자진해서 시작한 이 식이요법을 지키기 위해 의지력을 끌어 모으는 일이 비교적 쉽다는 것도 깨닫게 되었다.

　자꾸 자랑하는 것 같지만 나는 이 새로운 다이어트를 시작하고 11주 만에 체중이 16kg 줄었고 콜레스테롤이나 트리글리세리드 수치 같은 다른 건강지표들도 개선된 뒤 계속 그 상태로 유지되고 있다.

체중감량에 대한 개인적인 통찰

　격일로 열량 섭취를 제한할 경우 어느 정도 건강증진 효과가 있는지 측정하기 위해 시작한 개인적인 실험이 갈수록 처음 의도와는 다른 의미를 띠게 되었다. **결국에는 '하루 걸러 다이어트'야말로 체중을 감량하고 그 감량된 체중을 유지할 수 있는 유일한 방법이라는 사실을 분명히 깨달았다.** 2003년 5월부터 나는 내가 만나는 사람들 모두에게 내가 직접 체험하고 효과를 본 이 다이어트 방법을 권하기 시작했고, 이 방법을 알게 된 수천 명의 사람들이 다양한 블로그를 통해 온라인상에서 '하루 걸러 다이어트' 경험을 공유하고 있다.

천식에 관한
특별한 연구

♥ '하루 걸러 다이어트'를 처음 시작한 지 단 2주 만에 놀랍게도 5년 넘게 앓아온 어깨 관절염 증상이 크게 나았다. 이런 결과가 나온 것이 정말 기뻐서 친한 친구에게 내가 한 다이어트에 대해 이야기했다. 57세의 법정 변호사인 레니Leny는 천성적으로 의심이 많은 친구였지만 자신도 이 방법을 시도해 보겠다고 했다. 그는 한동안 발바닥근막염(종골의 부착부위에서 발바닥의 근막을 과다하게 사용하여 염증이 생긴 것으로, 서 있지 않으면 증상이 나아진다 −역주) 때문에 심한 통증에 시달렸는데 그를 진찰한 정형외과 의사는 수술을 해야만 나을 수 있다고 말했다. 레니는 다양한 도전을 즐기는 사람이지만 그런 방법만큼은 받아들이고 싶어하지 않았다. 다이어트를 시작하고 얼마 지나지 않아, 그는 가족들과 함께 오하이오 주의 선 밸리Sun Valley로 스키 여행을 떠났다. 레니는 도착 첫 날, 아이들과 함께 1,830m 높이의 산으로 하이킹을 가려고 했지만 발의 통증이 너무 심해서 겨우 60m를 올라간 뒤 포기해야만 했다. 그로부터 열흘 뒤인 휴가 마지막 날, 그는

전혀 통증을 느끼지 않은 채 산 꼭대기까지 올라갔다. 덕분에 레니도 확신했다. 그는 이 다이어트를 계속해 결국 11kg을 감량했고 지금도 자기 나름대로 수정한 방식으로 '하루 걸러 다이어트'를 지속하고 있다. 그는 계속해서 살이 빠지고 있고 발꿈치 통증도 재발하지 않았다.

관절염이 나은 의사, 발꿈치 통증이 사라진 변호사

나 스스로 얻은 성과와 레니의 성과(특히 효과가 나타나는 신속한 속도)에 감탄한 나는 내가 담당하는 환자들 몇 명에게도 이 다이어트를 권했다.

말라Marla는 사랑스러운 얼굴이 두꺼운 지방층 아래에 파묻혀 있는 여성의 전형적인 예였다. 그녀는 성형 수술을 받기 위해 날 찾아왔지만 과도한 체중 때문에 심각한 위험에 처할 수도 있어 그 수술을 해줄 수 없다고 설명했다. 말라는 키 160cm에 몸무게가 96kg이 넘었다. 게다가 천식 때문에 매일 두 차례씩 3종류의 기관지 확장제를 동시에 사용하고 있었다. 그녀는 자기에게 문제가 있다는 사실은 부정하지 않았지만 과거에 살을 빼려고 여러 차례 시도했다가 크게 낙담한 적이 있었기 때문에 내게 어떤 다이어트 방법을 추천하겠느냐고 물었다. '하루 걸러 다이어트'와 그것의 확실한 건강증진 효과에 대해 말해주자 말라는 자기도 기꺼이 시도해 보겠다고 했다. 말라가 다이어트를 시작하기 전에 우리는 그녀의 혈액을 채취해 인슐린과 혈중 지질 수치를 측정하고, 열량 제한일에 섭취하는 열량을 관리하기 위해 시중에서 판매하는 식사대용식 셰이크를 이용해 400cal를 섭취하기로 결정했다.

다이어트를 시작하고 3주가 지나자 말라는 기관지 확장제를 하루에 한 번만 사용하게 되었고 6주 뒤에는 완전히 끊었다. 이런 결과를 보고 말라와 그녀의 호흡기 전문의 뿐만 아니라 나도 또한 무척 놀랐다. 물론 체중도 줄기는 했지만(6주가 지나자 체중이 90kg으로 줄었다) 체중 감소만으로는 폐 질환이 이렇게 극적으로 호전된 상황을 설명하기에 충분치 않다.

또 처음에는 말라의 인슐린 수치도 지나치게 높아 당뇨병에 걸릴 위험성이 매우 컸다. 그녀가 다이어트를 시작한 지 2, 4, 6, 8주가 지난 뒤의 인슐린 수치를 각각 확인했다. 6주차까지는 혈청 1ml 당 30마이크로 유닛인 상태가 유지되다가 8주차에 갑자기 10으로 떨어지더니 이후 넉 달 동안 체중은 80kg 선에서 정체된 반면 인슐린 수치는 ml당 10에서 8, 다시 3, 그리고 1마이크로 유닛으로 계속 떨어졌다. 이 결과에서 특히 흥미로운 점은 말라가 여전히 과체중인 상태였음에도 불구하고 그녀의 인슐린 수치가 계속 줄었다는 사실이다.

호흡기 전문의도 못고친 천식이 개선되었다

말라는 다이어트를 시작하고 처음 몇 주 동안은 열량 무제한일에 그 전보다 더 많이 먹었다. 그 뿐만 아니라 지금도 여전히 '하루 걸러 다이어트'를 하고는 있지만 열량 제한일에는 일반적인 필요 열량의 20퍼센트가 아닌

30~35퍼센트 정도를 먹고 있다고 말했다. 그러니까 이렇게 느슨한 '하루 걸러 다이어트'로도 인슐린 반응을 꾸준히 개선하는 데 충분했고, (격일로 먹이를 준 쥐들이 체중은 줄지 않았어도 인슐린 수치가 많이 내려간) 맷슨의 연구와 똑같은 결과가 나온 것이다.

다이어트를 시작하고 8개월이 지난 어느 날 아침, 말라가 심한 천식 발작으로 괴로워하며 내게 전화를 걸었다. 어떻게 된 일이냐고 묻자 그녀는 천식이 나은 것이 정말 '하루 걸러 다이어트' 때문인지 알고 싶어서 3주 전부터 다이어트를 중단했노라고 고백했다. 다시 다이어트를 재개한 뒤에 처음에 경험한 것과 같은 증상 개선 효과를 봤으니 이제는 아마 확신이 섰을 것이다.

나와 내 친구의 경험, 그리고 말라의 천식 증상 개선 등은 격일 열량 제한을 중심으로 하는 다이어트의 뛰어난 항염증 효과를 보여주는 듯하다. 이쯤 되자, 잘 통제된 상황에서 이런 식이 제한을 실시할 경우 눈에 띄는 건강상의 문제가 있는 특정 집단의 삶을 개선할 수 있는지 알아보기 위해 직접 실험을 해보고 싶다는 생각이 간절해졌다.

이를 위해 동료들과 나는 몸무게가 많이 나가는 동시에 증상이 아주 심하지는 않아도 날마다 꾸준히 일정한 천식 증상을 보이는 사람 10명을 모아 그룹을 만들었다. 우리의 목표는 이들이 이틀에 한 번씩 평소 칼로리 섭취량의 20퍼센트 이하만 먹어야 하는 다이어트 방식을 꾸준히 지속할 수 있는지, 그리고 이런 다이어트가 그들의 체중과 천식 증상에 영향을 미칠 수 있는지 알아보는 것이었다.

특별히 천식 환자들을 택한 데에는 3가지 이유가 있다. 우선 천식은 염증과 관련된 병이므로 이 다이어트에서 예상되는 항염증 효과가 말라의 경우에 그랬던 것처럼 실험 대상자들의 증상에도 영향을 미칠 것인지 알아보고 싶었다. 둘째, 천식 증상은 겉으로 드러나고 날마다 증상에 차이가 있으며 쉽게 모니터링이 가능하다. 셋째, 천식은 체중감량만으로 증상이 나아지는 병은 아니지만 그래도 어쨌든 비만과 관련이 있다.

우리는 루이지애나 주립대학교 건강과학센터의 폐 질환 부문 책임자인 워렌 서머$_{Warren\ Summer}$와 함께 천식 증상을 측정하기 위한 프로토콜을 만들고 8주간 진행될 연구 계획을 세웠다.

천식 증상, 체중, 혈중 지질, 포도당, 인슐린, 종양괴사인자-알파와 뇌 유래 신경 영양 인자$_{BDNF}$ (둘 다 염증이 있음을 알려주는 지표), 렙틴$_{leptin}$ 및 케톤$_{ketone}$ 수치, 기타 화학 물질 수치에 대한 기준값을 정한 뒤 연구 대상자들에게 이틀에 한 번씩은 캔에 든 식사대용식 셰이크를 통해 여자는 320cal, 남자는 380cal(정상 체중일 경우 남자 1,900cal, 여자 1,600cal인 하루 필요 열량을 기준으로 평소 섭취량의 약 20퍼센트에 해당한다)를 섭취하는 다이어트를 시작하게 했다. 그리고 섭취 열량을 제한하지 않는 날에는 평상시처럼 포만감을 느낄 때까지 먹되 일부러 과식을 하지는 말라고 지시했다.

그리고 설문지를 3장씩 나눠주고 작성해 오게 했다. 여러 사람이 겪는 증상의 심각도를 비교하기 위한 '천식 증상 효용 지수' 설문지를 나눠준 뒤 실험을 시작할 때 한 장 작성하고 그 뒤 2주마다 한 장씩 작성하게 한 것이다. 더불어 다양한 문제들과 관련해 천식 환자 스스로 생각하는 삶의 질에 관해 평가하는 '천식 환자의 삶의 질 평가' 설문지와 다양한 증상의 빈도 및 심각도에 대해 묻는 '천식 조절' 설문지는 연구를 시작할 때와 마무리할 때 각각 한 번씩 작성했다.

연구를 시작하면서 우리는 실험 대상자들이 과연 다이어트 방법을 잘 준수할 것인지가 무척 궁금했다. 결국 실험을 제대로 완료하지 않은 사람은 열량 제한일에도 음식을 평소처럼 먹었노라고 인정한 단 한 명뿐이었기 때문에 준수율은 90퍼센트에 달했다. 그리고 실험에 참가한 이들은 이 식이요법이 지나치게 번거롭다고 생각하지 않은 것이 분명하다. 실험을 끝까지 완료한 이들이 스스로 평가한 심리상태와 활력도가 첫 3주 동안 확연히 좋아졌고 실험이 끝날 때까지 계속 좋은 상태를 유지했기 때문이다.

실험 참가자들은 깨어 있는 동안 2시간 간격으로 허기 정도를 점수로 기록했는데 열량 무제한일보다는 제한일에 허기를 심하게 느낀 것으로 기록되었다. 하지만 1부터 10까지 구분한 점수표에서 양일간의 평균 차이는 0.4에 불과했다. 그리고 열량 무제한일이 되어도, 본격적인 실험을 시작하기 전 준비 기간에 기준값을 정하기 위해 시장기를 기록할 때에 비해 더 심한 허기를 느끼지도 않았다. 또 연구가 진행되는 동안 더 심한 시장기를 느꼈다는 보고도 없었다. 사실 시간이 지나면서 전반적인 허기와 열량 무제한일과 제한일 사이의 차이도 점점 줄었다. 내가 직접 이 다이어트를 했을 때도 경험한 것이지만, 이들이 직접 작성한 보고서를 보면 열량 제한일의 허기도 다이어트를 지속하지 못할 정도로 극심한 것은 아니라는 사실을 재차 확인할 수 있었다.

천식 증상의 심각도를 측정하는 한 방법으로 최대 호기량(PEF: 피검자가 한 번 호흡할 때 내쉴 수 있는 공기량으로, 폐활량이라고도 한다)이 있다. 우리 실험에 참가한 이들은 다이어트를 시작한 지 3~4일 만에 PEF가 크게 늘어났고(14퍼센트 이상) 3주차에 최고점에 도달했으며 다이어트 기간 내내 그 상태가 유지되었다(도표 참조). 두 번째 방법은 기관지 확장제를 투여하기 전과 후의 FEV1(1초간 노력성 호기량) 개선도를 측정해 비교하는 것이다. 8주간의 실험이 끝날 무렵에는 이것도 크게 호전되었다.

하지만 이렇게 측정 가능한 결과 외에도 연구 참가자들은 실험을 시작한 지 2주도 채 안 돼 천식 증상 효용 지수, 천식 조절 설문지, 천식 환자의 삶의 질 평가 설문지의 평점이 눈에 띄게 개선되기 시작했고 8주 내내 그 상태가 지속되었다. 실제로 삶의 질 부분에 있어서는 연구가 끝날 무렵이 되자 시작할 때 보고했던 내용에 비해 4가지 지표(천식 증상, 활동 제한, 정서적 기능, 환경 자극)가 모두 크게 향상되었다. 실험 참가자들이 기록한 감정 상태와 활력 점수가 높아진 것(도표 참조)은 최대 호기량 증가와 높은 상관관계가 있다.

물론 실험 참가자들이 전보다 편안하게 호흡하게 되면서 전반적으로 기

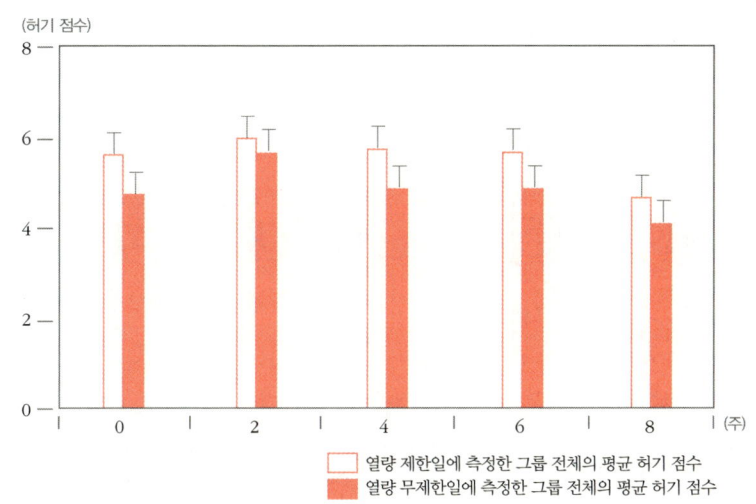

【 천식 연구가 진행되는 동안 실험 참가자들이 스스로 평가한 허기 정도 】

□ 열량 제한일에 측정한 그룹 전체의 평균 허기 점수
■ 열량 무제한일에 측정한 그룹 전체의 평균 허기 점수

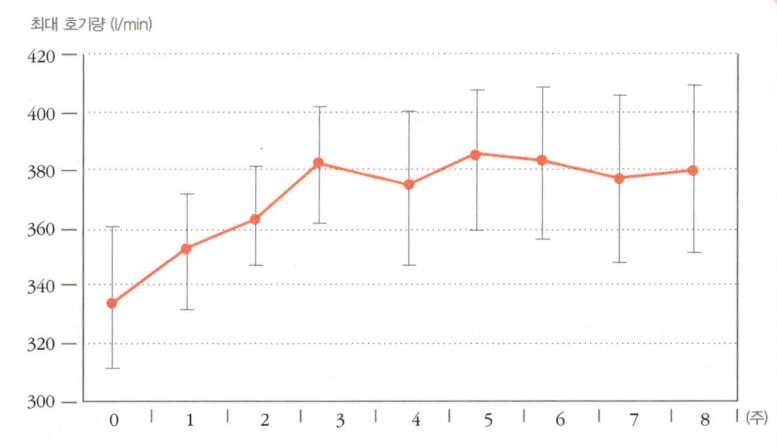

【 최대 호기량 】

4. 천식에 관한 특별한 연구

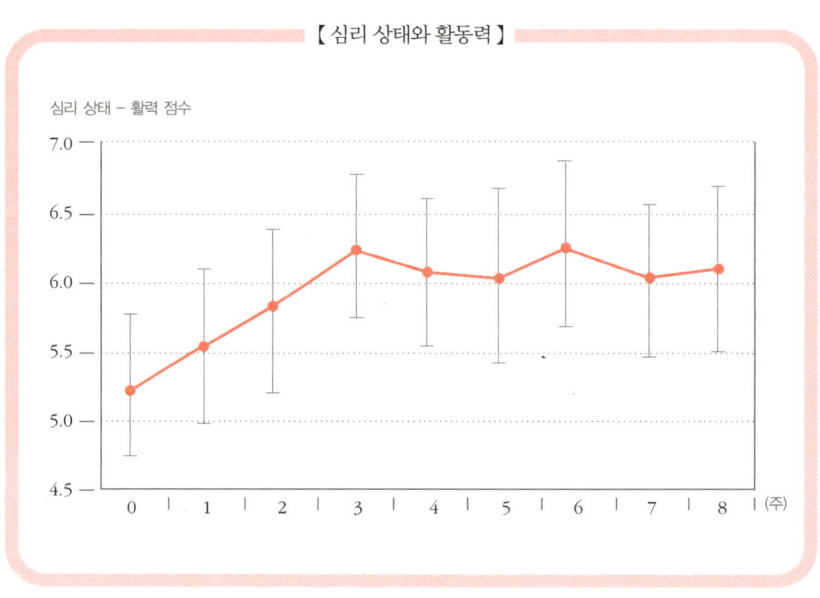

【 심리 상태와 활동력 】

분이 좋아진 것도 있지만, 이 다이어트에는 도취감을 안겨주거나 심리 상태에 활력을 불어넣는 효과도 분명 있는 듯하다.

'하루 걸러 다이어트'를 해본 사람들은 대부분 열량 제한일을 몇 번만 거치고 나면 전보다 기운이 넘치는 것을 느끼곤 한다. 열량 무제한일에도 심리 상태와 기력이 좋아지기는 하지만 아무래도 열량 제한일에 특히 더 큰 변화가 생기는 듯하다. 단기 단식에 관한 다른 연구 결과를 봐도 우리 몸속을 순환하는 노르에피네프린과 코티솔 수치가 높아진 것으로 나타났다. 기분이 좋아진 것은 뇌의 항울 작용을 증가시키며 격일로 먹이를 준 동물들의 뇌에서 많이 분비되는 것으로 알려진 뇌 유래 신경 영양 인자_BDNF_의 농도가 높아진 때문일 수도 있다. 격일로 먹이를 줄 때마다 그에 반응해 수치가 증가하는 뇌와 달리 말초 혈류에는 뇌 유래 신경 영양 인자가 늘 존재하며 실제로 말초 조직의 염증과도 관련이 있다.

3주차가 되자 참가자들 모두 '도취된' 상태가 되어(전보다 말도 더 많이 하고 활기가 넘쳤다) 설치류와 원숭이를 대상으로 한 칼로리 섭취 제한 실험에서 나타난 뇌 기능 및 활동량 증가와 일치하는 변화를 보였다(이 동물들도 전보다 더 활동적으로 변했을 뿐만 아니라 실제로 '더 똑똑해지기'까지 했다). 설치류를 대상으로 한 실험 결과, 섭취 열량을 제한하는 것과 격일로 먹이를 제공하는 것 모두 기억력을 향상시켰으며, 앞서 살펴봤듯이 뇌의 해마에 독소를 주사하는 방식으로 실시한 뇌 손상 실험에서도 내성이 증가되었음을 알 수 있었다.

인간의 뇌는 대사 손상이나 산화 스트레스로 인한 끊임없는 손상 위험에 처해 있기 때문에 이는 매우 중요하다. 따라서 '하루 걸러 다이어트'는 뇌 손상을 완화하고 뇌 기능을 보호한다는 추정도 가능하다.

산화 스트레스 지표로 흔히 사용하는 연구 수단으로, 혈액 속의 니트로티로신_nitrotyrosine_ 수치가 증가하는지를 살펴보는 방법이 있다. 심장질환이 있는 사람의 경우 이 수치가 증가하는데 임박한 심장발작을 예고하는 지표로는 콜레스테롤이나 혈압 같은 표준 위험 인자보다 100배 더 민감한 것으로 드러났다. 다음의 도표는 천식 연구 참가자들의 니트로티로신 수치가 8주 사

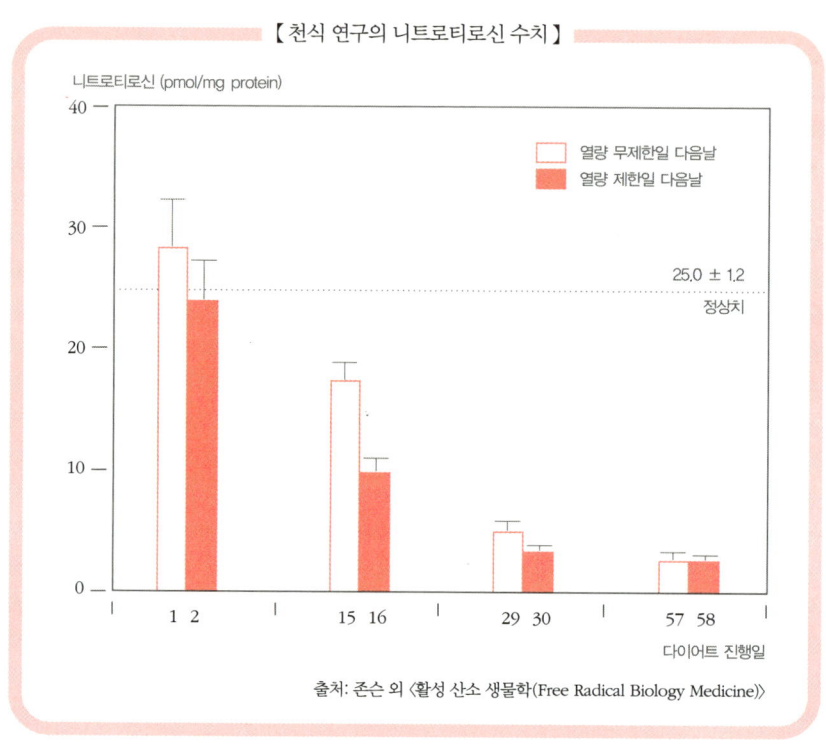

이에 90퍼센트나 감소했음을 보여준다. 혈액 샘플은 열량 무제한일 다음날(흰색 막대)과 열량 제한일 다음날(분홍색 막대)인 연구 1, 2일째, 15, 16일째, 29, 30일째, 57, 58일째에 이틀 연속으로 아침 공복 시에 채취했다.

여기에서 주목해야 할 부분은 다음과 같다.

- 대부분의 수치 감소가 30일이 되기 전에 이루어졌다.
- 1, 2일과 15, 16일, 29, 30일을 비교해보면 열량 제한일이 지난 뒤에 니트로티로신 수치가 크게 감소했음을 알 수 있다.
- 연구가 끝날 때쯤에는 실험 참가자들 모두 수치가 매우 낮았고 서로 수치가 비슷하게 나왔다(표준 오차 막대가 매우 짧음).
- 열량 제한일 뒤에 나타나는 니트로티로신 수치 감소(특히 1, 2일과 15, 16일 사이)는 그 사이에 체중이 줄지 않았는데도 불구하고 수치가 대폭 감소했음을 의미한다. 실험 참가자가 그 다음 열량 무제한일에 음식을 많이 먹어 체중은 전혀 줄지 않았더라도 여전히 니트로티로신 수치는 감소했을 것이다. 바로 이런 이유 때문에 우리는 체중은 줄지 않아도 격일 패턴이 건강 증진 효과가 있다고 믿는다.
- 반면 실험 참가자들이 하루에 한 끼씩만 먹은 맷슨의 연구에서는 산화 스트레스와 염증 지표에 변화가 없었다(마크 맷슨과의 개인적인 연락을 통해 얻은 정보, 2007년 9월). 이렇게 연구 결과에 차이가 나는 것은 열량 제한 메커니즘을 활성화하는 데는 20시간 간격보다 36시간 간격이 더 효과적임을 알려준다.

항염증 효과

세포 단위의 산화 손상 및 염증은 긴밀하게 상호관련이 있는 듯하다. 산화 손상은 염증의 원인이자 결과이기도 하다. 그런데 염증이란 정확히 무엇

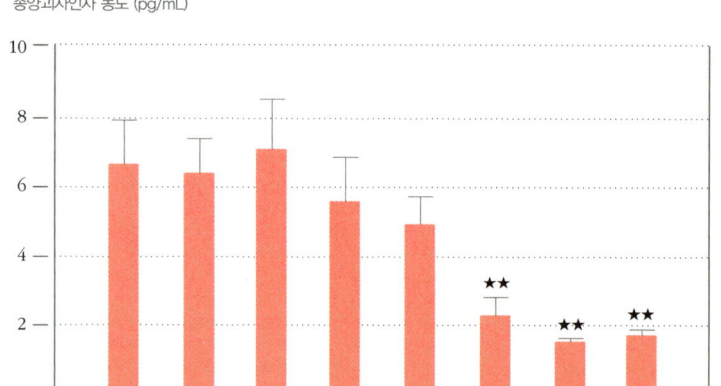

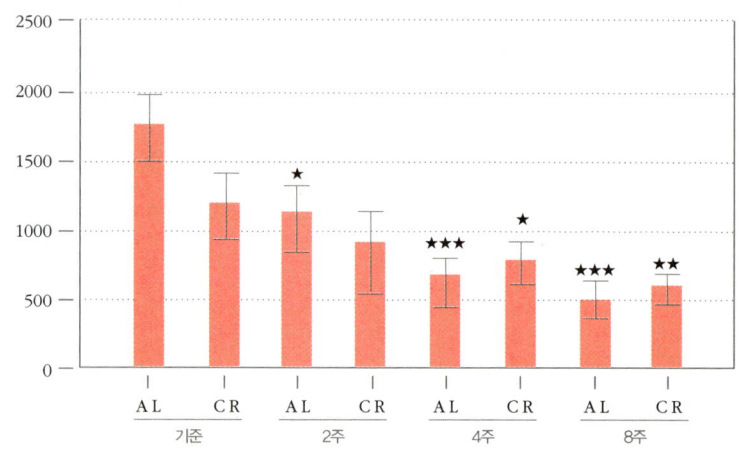

AL = 임의 섭취, 열량 무제한일 다음날 아침에 채취한 혈액
CR = 하루 필요 열량의 20퍼센트로 섭취 열량 제한, 열량 제한일 다음날 아침에 채취한 혈액

을 말하는가? 피부가 감염되면 그 부위가 붉게 변해 붓고 아프면서 열이 나는 것을 느낄 수 있다. 동맥벽에서도 이와 똑같은 변화가 일어날 수 있으며, 천식 환자의 경우에는 폐에 있는 기도airway 안쪽에서 이런 증상이 나타난다. 염증이 생기면 기도 안쪽이 부으면서 기도의 민무늬근이 수축되어 숨쉴 때마다 씨근거리는 소리가 나고 숨쉬기도 힘들어진다. 실제로 천식을 치료하는 주된 방법이 염증을 억제하는 흡입성 코르티코스테로이드 스프레이를 사용하는 것이다.

우리가 실시한 천식 연구에서 환자들의 증상이 완화된 것만으로도 염증이 감소했음을 알 수 있지만 우리는 염증의 지표로 알려진 혈류 내의 특정 화학 물질도 측정해 보았다. 연구가 진행되는 동안, 염증을 판단하는 기준으로 가장 흔히 쓰이는 '종양괴사인자-알파' 수치가 2/3로 감소했다. 대개의 경우 종양괴사인자-알파 수치는 체중이 줄면 함께 감소되지만 우리 실험에 참가한 이들이 경험한 수치 감소의 정도는 우리가 찾아낸 체중감량과 관련된 그 어떤 연구 결과에 보고된 것보다 감소 폭이 컸다.

염증이 생겼음을 알려주는 또 다른 지표인 말초 순환계의 뇌 유래 신경영양 인자BDNF도 70퍼센트나 감소했다. 이런 결과들을 종합해볼 때 열량 제한일에 영양 공급이 줄면(칼로리 섭취량이 줄어들면) 강력한 항염증 메커니즘이 활성화되며 특히 4~8주 사이에 눈에 띄게 증가한다는 결론을 내릴 수밖에 없었다.

게다가 천연 산화 방지제인 요산 수치를 보면 체내의 항산화 반응도 개선되었음을 알 수 있다. 또 전구 염증 물질이자 흥미롭게도 공복감의 지표이기도 한 렙틴 수치도 감소했다.

문서에 기록되어 있는 다른 식이요법이나 비약물 요법은 염증 수치를 이렇게 눈에 띄게 변화시키지 못했다. 이는 곧 '하루 걸러 다이어트'가 관절염이나 죽상 동맥경화증 같은 수많은 만성 질환이나 생명을 위협하는 질환의 주요 원인 가운데 하나에 강력한 효과를 발휘한다는 것을 의미한다.

기타 중요한 연구 결과

우리 실험에 참가한 이들은 실제로 체중도 줄어서 실험을 시작할 때에 비해 체중이 평균 8퍼센트 정도씩 감량되었다. 열량 제한일에 혈청 내의 낙산염(케톤이라고 하는 유기 화합물) 수치가 올라간 것은 그날 지켜야 하는 식이 제한을 잘 지켰기에 신진 대사가 지방산을 이용하는 쪽으로 변화되었고 따라서 지방을 체내에 저장하기보다 에너지를 얻기 위해 많이 사용했다는 뜻이다.

마지막으로 나온 긍정적인 결과는 실험 참가자들의 HDL(좋은 콜레스테롤) 수치가 증가한 덕분에 LDL(나쁜 콜레스테롤) 수치 자체는 크게 감소하지 않았지만 좋은 콜레스테롤과 나쁜 콜레스테롤 사이의 비율이 훨씬 적절해졌다는 것이다. 트리글리세리드와 HDL 비율도 많이 변해 비록 인슐린 수치 감소가 통계적으로 유의할 정도의 수준에 도달하지는 않았어도 인슐린 저항은 크게 증가했음을 알려준다. 이런 결과만 놓고 보더라도 '하루 걸러 다이어트'의 식사 패턴이 혈당 강하제나 인슐린이 아직 필요 없는 당뇨병 전증 환자를 치료하는 한 방법이 될 수 있음을 알 수 있다.

시작하기에 너무 늦은 것은 아닐까?

말라의 경험이나 발레조의 연구에 참가한 이들의 경험은 열량 제한과 관련해 서로 연관성이 있는 두 가지 사실을 지적한다. 첫째, 이 다이어트 프로그램을 시작하기에 너무 늦은 나이란 없고, 둘째, 식이요법을 시작하면 거의 즉각적으로 장수에 긍정적인 효과가 나타나기 시작한다는 것이다. 발레조가 연구를 시작했을 때 실험 참가자의 평균 연령은 약 70세 정도였을 것이다. 그런데도 그 식이요법은 확실히 그들의 수명을 연장시켰다.

수명에는 한계가 있기 때문에 인간의 생존 기간을 장기적으로 평가하는 것은 불가능하다. 하지만 '하루 걸러 다이어트'가 신체 조직에 염증이 발생하는 것 같은 기본적인 과정에 미치는 효과에 대해서는 얼마든지 평가할 수 있다. 그러므로 여기에서의 전제는 염증이 감소되면 질병 발생 과정이 억제되고 그 결과 수명이 늘어나게 된다는 것이다.

천식 연구를 실시하기 전까지만 해도, 물론 레니나 말라 같은 이들의 사례가 뒷받침해 주기는 했지만 다이어트의 효과가 단 2~3주 만에 확실하게 드러난다는 것은 내 직감이었을 뿐이다. 과학 문헌에는 열량 제한이

> 천식 같은 질병 진행 과정에 영향을 미치기까지 시간이 얼마나 걸리는지에 관한 정보가 전혀 나와 있지 않다. 동료들과 나는 실험을 시작하고 3~4일 만에 실험 참가자들의 증상이 호전되는 것을 보고 놀랐다.
> 최근에는 런던 유니버시티 칼리지의 린다 패트리지Linda Patridge와 그녀의 동료들이 열량 제한이 과일파리의 수명에 신속하게 영향을 미치기 시작한다는 사실을 증명했다. 연구원들은 과일파리들이 섭취하는 열량을 제한하면 연령에 상관없이 48시간 안에 수명이 늘어난다는 것이다. 그러다가 다시 예전처럼 먹이를 먹이면 사망률이 금세 원래 수준으로 되돌아간다.

천식 환자들을 대상으로 '하루 걸러 다이어트'를 실시한 결과, 천식 증상이 완화되고 폐 기능이 개선되었으며 염증 및 산화 스트레스 지표가 감소되었음을 알게 되었다. 하지만 이런 결과는 '하루 걸러 다이어트'를 한 다른 사람들의 결과와 일치한다. 그들은 10~14일 안에 기분이 평소보다 좋아지고 관절염, 알레르기, 천식, 기타 평소 나타나던 다양한 증상들이 2주 만에 호전되었다고 보고했다.

동료들과 나는(기존 연구나 우리가 직접 실시한 연구 결과, 개인적인 관찰과 경험을 통해 얻은 증거 등을 바탕으로 할 때) '하루 걸러 다이어트'를 통한 열량 제한이 염증 및 산화 손상을 줄이고 체중 조절을 돕는 등 누구에게서나 이와 비슷한 건강증진 효과를 보일 것이라고 믿는다. 앞서 살펴봤듯이 이 다이어트가 천식 증상을 일으키는 염증을 억제한다면 심장질환을 비롯해 다른 모든 종류의 만성 질환에도 이와 비슷한 영향을 미칠 것이라고 추측하는 것이 합당할 것이다. 다시 말해 여러분도 '하루 걸러 다이어트'를 할 경우 체중이 줄고 육체적으로 활력이 넘치며 기분이 좋아지고 똑똑해지며 무엇보다 수명이 늘어나게 된다는 얘기다.

우리 몸에는
날씬 유전자가
있다

♥   지금까지 살펴본 모든 연구조사 결과를 통해 '하루 걸러 다이어트'의 효능을 확신하게 되었을 것이다. 이 다이어트가 그런 놀라운 효과를 발휘하는 이유는 과연 무엇일까?

그 답은 세포 사멸을 억제하는 'SIRT1 유전자' 안에 들어 있다. 포유류에게만 있는 고유한 유전자인 SIRT1은 효모나 기생충, 과일파리 같은 하등 생물에게 있는 Sir2 유전자와 비슷한 방식으로 작용한다.

우리 몸은 무수히 많은 기능을 하는 매우 다양한 유전자들로 구성되어 있다. 어떤 유전자는 눈, 머리카락, 피부색을 결정하고 어떤 유전자는 특정 질병에 걸릴 위험을 높이거나 낮추며 어떤 유전자는 다른 유전자를 활성화 또는 비활성화시킨다. Sir2와 SIRT1은 이 마지막 부류에 속하는 유전자다. 이와 비슷한 유전자들을 가리켜 '휴지 정보 조절자'라고 부르는데 그 이유는 체내에 특정 물질이 어느 정도 있는지 감지한 뒤 이런 물질에 반응하는 세포 단위의 방식을 조절하는 하부 화학 반응을 일으키기 때문이다.

1999년에 MIT의 레너드 과렌티Leonard Guarente 연구실에서 일하는 연구원들은 양조장에서 사용하는 효모 가운데 Sir2라는 유전자가 많이 함유된 효모가 더 오래 산다는 연구 결과를 발표했다. 여기에 다른 연구원들이 알아낸 정보까지 더해져, 효모에게 주는 먹이 공급을 줄이면(즉, 열량을 제한하면) Sir2가 활성화되어 수명이 늘어난다는 사실이 입증되었다. 그 이후로 쥐나 생쥐, 인간 등 포유류도 열량 섭취를 제한할 경우 Sir2에 상응하는 유전자 (SIRT1이라고 하는)가 활성화된다는 것이 증명되었다.

현재 많은 연구원들이 SIRT1의 복잡한 특성과 그것이 우리 몸에 어떻게 영향을 미치는가(특히 이 유전자가 활성화되는 방식과 스트레스에 대한 내성을 전달하는 방식)에 대해 연구하고 있으며 계속해서 새로운 정보가 나오고 있다. 여기에서 흥미로운 점은 Sir2와 SIRT1이라는 유전자가 존재하는 이유다.

이 유전자는 가장 원시적인 생명체에서도 발견되고 또 다양한 형태의 모든 종에 다 존재하는 듯하므로 식량이 부족하다든가 하는 역경이 닥쳐왔을 때 유기체를 보호해서 식량 사정이 나아질 때까지 생물이 생존할 수 있게 하는 역할을 한다는 추측이 일반적이다. 하지만 이 유전자의 원래 목적이 무엇이든 간에 최근의 과학적 발견 덕분에 알게 된 (그리고 통제할 수 있게 된) 이 유전자의 작동 방식은 거의 기적에 가깝다고 할 수 있다. 이 메커니즘을 연구한 과학자들 가운데 가장 유명한 이는 하버드 의대의 데이비드 싱클레어David Sinclair 박사다.

5. 우리 몸에는 낯선 유전자가 있다

'하루 걸러 다이어트'가 SIRT1을 작동시킨다

세포가 과도한 열이나 기아 같은 치명적인 스트레스에 노출되면 다음과 같은 두 가지 대응 방식 가운데 하나를 나타낸다. 그 즉시 괴사 또는 사망하거나, 느리지만 필연적으로 예정된 죽음에 이르는 세포 자멸사라는 과정을 시작하는 것이다.

데이비드 싱클레어와 그의 동료들은 SIRT1이 세포 자멸사 과정을 촉발하는 BAX라는 단백질 작용에 개입해 이런 세포 자살을 막는다는 것을 증명했다. SIRT1은 세포가 스트레스 요인 때문에 생긴 손상을 복구할 수 있는 시간을 줘 계속 정상적으로 기능하게 한다. 데이비드 싱클레어는 이를, 칼로리 섭취량이 감소하는 데 반응해 세포 단위에서 일어나는 일련의 사건들을 '비상사태가 발생했을 때 119에 신고 전화를 거는 것'에 비유해 설명했다. 전화를 받은 SIRT1은 스트레스를 받은 세포가 사멸하는 것을 막아줄 '구조대'를 파견한다. 간 같은 일부 기관은 세포가 손상된 뒤에도 스스로 재생할 수 있는 능력이 있지만 심장이나 뇌 등의 다른 기관은 그렇지 못하다. 따라서 재생이 불가능한 기관에서 세포 자멸사로 인한 중요한 세포 손실을 막는 것이 SIRT1이 수명 연장에 기여하는 한 가지 방법이다.

앤서니 치비타레스Anthony E. Civitarese와 에릭 라부신, 그리고 동료 연구원들은 과체중이지만 비만은 아닌 사람들을 세 그룹으로 나눠 6개월 동안 관찰한 뒤 그 결과를 발표했다. 대조군은 하루 필요 칼로리를 100퍼센트 다 섭취하고 두 번째 그룹은 그보다 25퍼센트 적게 섭취하도록 했다. 그리고 세 번째 그룹은 칼로리 섭취량을 12.5퍼센트 줄이는 동시에 운동을 통해 칼로리 소모량을 12.5퍼센트 늘렸다. 6개월 뒤, 실험 참가자들의 허벅지 근육을 생체 검사해본 연구원들은 칼로리 섭취량을 25퍼센트 줄인 그룹과 칼로리 섭취량을 12.5퍼센트 줄이고 운동을 병행한 그룹 모두 미토콘드리아 수가 늘어나고 DNA가 입은 활성산소 손상은 줄었으며 SIRT1이 활성화되어 있는 것을 발견했다. 이것은 3주 동안 격일로 열량을 공급하자 SIRT1이 활성화되었던 같은 팀의 기존 연구 결과를 확증해준다.

연구원들은 이 연구 결과를 바탕으로, 칼로리 섭취량을 줄이면 "골격근의 SIRT1 유전자 발현이 늘어나는 동시에 몸 전체의 신진대사가 증가할 수 있다. 이런 결과는 SIRT1이 하등 생물의 경우에 그랬듯이 인간의 경우에도 신진대사 효율을 높이고 산화 스트레스를 감소시키며 수명을 늘리는 데 기여할 가능성을 높인다"고 말했다.

유전자는 다양한 자극에 반응해 '발현된다.' 라부신의 연구에서도 연구가 진행되는 6개월 동안 SIRT1이 발현되었다. 그러나 단순히 식사를 건너뛰기만 해도 SIRT1 수치가 증가할 수 있다. 생쥐를 대상으로 한 실험에서 24시간 동안 먹이를 주지 않자 SIRT1이 활성화되었고 먹이를 주기 시작하고 24시간이 지난 뒤에도 증가된 SIRT1 활동을 여전히 관찰할 수 있었다. 이런 결과는 내가 동료들과 함께 실시한 천식 연구에서 확인한 결과와 다르지 않다. 열량 제한일이 단 한 번 지났을 뿐인데도 산화 스트레스가 감소된 것은 SIRT1이 신속하게 발현한다는 증거이며 '하루 걸러 다이어트'를 몇 주간 실시하다가 중단해도 10~14일 정도는 증상이 계속 호전된 상태로 있어 SIRT1이 여전히 활동 중이며 그 하부 효과도 계속 작용한다는 것을 알 수 있다. SIRT1 단백질은 형성되었다가 며칠에 걸쳐 점진적으로 붕괴하는 성질이 있기에 이런 현상을 설명할 수 있다.

게다가 우리의 자체 실험 결과를 바탕으로 생각할 때, '하루 걸러 다이어트' 방식처럼 완전히 굶지 않고 그냥 격일로 칼로리 섭취를 제한하기만 해도 SIRT1을 활성화시키는 스트레스 반응을 조성하는 데 충분하며 이런 식사 패턴을 지속할 경우 SIRT1 발현이 계속 강화될 것이라고 믿는다.

따라서 인간의 경우에도 이런 오래된 유전적 메커니즘이 쥐와 거의 같은 방식으로 기능할 가능성이 매우 높다.

SIRT1은 염증을 억제해주고 체중도 감소시킨다

SIRT1의 또 다른 효과는 염증을 일으키는 단백질을 억제하는 것이다. 염증은 세균과 종양 발생을 막기 위해 생기는 것이지만 때로는 암, 관절염, 천식, 심장질환, 신경 퇴행 등을 일으키는 유해한 방향으로 작용하기도 한다. 이 말은 곧 SIRT1이 활성화되면 염증으로 인해 생기는 이런 질병 발생률을 감소시킬 수도 있다는 뜻이다.

또한 SIRT1은 신진대사에 광범위한 영향을 미친다. 예컨대 음식 섭취를 제한하면 지방 세포에서 SIRT1 활동이 증가하면서 지방이 혈류 속으로 들어가 에너지로 이용된다. SIRT1은 세포 자멸사를 막기 위해 BAX에 작용하는 것과 같은 방식으로 PPAR-감마PPAR-gamma라는 다른 유전자를 비활성화시켜 지방이 축적되는 것을 막는다. PPAR-감마는 몸속에 지방이 쌓이도록 하는 유전자이므로 이것이 비활성화되면 지방 축적이 억제된다.

이것은 체중감량의 측면에서도 좋은 소식이다. 이는 몸에 지방이 많이 쌓일수록 더 뚱뚱해진다는 명확한 이유 때문만이 아니라 체지방 양이 줄면 지방에 대한 근육 비율이 높아지기 때문이다. 또 근육 조직에는 미토콘드리아가 훨씬 많기 때문에 지방보다 더 효과적으로 칼로리를 연소시킨다. 근육이 많을수록 신진대사 속도가 빨라지므로 섭취한 칼로리를 보다 신속하게 사용하게 된다.

하지만 지방 축적을 방해하는 SIRT1의 효과는 건강이나 수명 연장 면에서 더욱 중요하다. 체내의 여러 기관에 우리가 노화라 부르는 손상을 계속 일으키는 만성 염증을 야기하는 '염증성 사이토카인'이라는 화학 물질(앞서 살펴본 종양괴사인자-알파 같은)이 지방 세포 때문에 생성되기 때문이다. 이것이 의미하는 바는 지방 세포에서 SIRT1이 활성화되면 노화 진행 속도가 현격히 느려지고 제2형 당뇨병, 죽상 동맥경화증, 관절염, 골다공증, 알츠하이머병 같은 퇴행성 신경 질환, 전 염증성 사이토카인이 개입하는 것이 확실한 몇 가지 종류의 암 등 특정한 질병을 예방한다는 것이다.

과렌티 박사의 말처럼, "노화 과정에서 WAT(백색 지방 세포)가 축적되면 인슐린 저항, 제2형 당뇨병, 죽상 동맥경화증 같은 몇 가지 병발증이 생길 수 있다. SIRT1은 PPAR-감마 활동에 많은 영향을 미치고 PPAR-감마 활동은 노화와 관련된 인슐린 저항을 측정하는 기능을 하므로, SIRT1은 대사 질환에 중요한 역할을 하고 또 음식 섭취에 따르는 영향을 체지방량 및 노화 관련 질병과 연관시킨다."

SIRT1이 활성화되었을 때의 수많은 장점들을 생각하면 어떻게든 자신에게 최대한 도움이 되는 방향으로 이용하는 것이 옳을 듯하다. 데이비드 싱클레어와 바이오몰 연구소_Biomol Laboratories_ 직원들은 어쩌면 자연적으로 존재하는 화학 물질이 SIRT1을 '인위적으로' 활성화시킬지도 모른다는 가설을 세웠다. 수천 개의 화합물 '라이브러리'를 시험한 이들은 레스베라트롤 _resveratrol_이라는 화학 물질과 식물에서 추출한 다른 16가지 물질이 효모의 수명을 최대 70퍼센트까지 연장한다는 것을 발견했다.

레드 와인에 들어 있다고 알려진 항산화 물질인 레스베라트롤은 강력한 항암작용, 항 바이러스, 항 염증작용 및 수명을 연장시키는 효과 등으로도 알려져 있다. 프랑스인들이 미국인과 영국인 못지않게 포화지방과 콜레스테롤 함유량이 높은 음식을 먹는데도 불구하고 심장질환 발병률이 낮게 나타나는 '프렌치 패러독스_French Paradox_'는 레스베라트롤의 작용에 의한 것으로 밝혀졌다. 다시 말해 레드 와인을 마신 덕분에 심장질환이 예방되었다는 것이다.

술: 약간의 음주는 건강에 이롭다

남자의 경우 하루 최대 두 잔, 여자의 경우 한 잔 정도씩 적당량의 술을 마시면 술을 전혀 마시지 않는 사람에 비해 심장발작이 일어날 위험이 30~40퍼센트 가량 줄어든다. 하지만 40세 미만인 사람들의 경우 심장발작이 일어날 가능성이 희박하기 때문에 술을 마셔도 건강에 도움이 되지 않는다. 1주일에 하루나 이틀 날을 잡아 1주일치 양을 다 마시는 것도 소용이 없다. 그리고 술 종류는 상관없다. 레드 와인이라고 해서 더 좋은 것은 아니라는 얘기다.

여성의 유방암 발생률과 남녀 모두의 대장암 발생률은 술을 전혀 마시지 않는 사람보다 적당량의 술을 마시는 사람이 더 높다. 술을 마실 경우 엽산 보충제를 먹으면 암 발생 위험을 줄일 수 있다.

술을 과도하게 많이 마시면 자칫 중독될 위험도 있고 음주 운전으로 인한 사고는 전체 교통사고 사망률의 1/3을 차지할 뿐만 아니라 다양한 암과 고혈압 및 간 질환이 발생할 위험도 높아진다. 또 운동량을 늘려도 적당량의 술을 마시는 것과 마찬가지로 심장 건강에 도움이 되므로 평소부터 술을 마시는 사람이 아니라면 굳이 마시기 시작해야겠다는 압박감을 느낄 필요는 없다.

〈네이처 리뷰Nature Reviews〉(2006년 6월호)에 실린 데이비드 싱클레어와 조셉 바우어Joseph A. Baur의 〈레스베라트롤의 치료 가능성: 생체 내 증거Therapeutic Potential of Resveratrol: The in vivo Evidence〉라는 논문에 따르면, "그때 이후로 레스베라트롤이 스트레스에 대한 내성을 높이고 효모부터 척추동물까지 다양한 생물의 수명을 연장할 뿐만 아니라 암, 심장 혈관 질환, 허혈성 손상(예: 뇌졸중) 등의 다양한 질병을 예방하거나 그 진행 속도를 늦출 수 있음을 보여준 연구 보고서가 수십 건이나 나왔다."

이 논문은 레스베라트롤이 설치류의 종양 성장을 억제하고 고혈압에 걸린 쥐의 산화 스트레스 지표를 감소시키며 염증을 억제하고 뇌졸중에 따르는 뇌 손상을 줄인다는 것을 보여주는 수많은 연구 결과를 인용했다. 그리고 싱클레어와 바우어는 이런 결론을 내렸다. "레스베라트롤과 강력한 대체 물질은 서구 세계의 질병 발생률과 사망률을 높이는 주요 원인을 치유할 수 있는 확실한 가능성을 보여주었다… 레스베라트롤이나 그와 유사한 분자가 새로운 차원의 특효약을 만들 수 있을까? 현재 몇몇 곳에서 임상 시험이 진행 중이니… 곧 이 의문이 풀릴 것이다."

정확히 어떤 메커니즘을 통해 이런 건강증진 효과가 나타나는지에 대해 알아야 할 것이 아직 많이 남아 있지만, 레스베라트롤이 작용하는 방식 가운데 하나가 SIRT1을 활성화하는 것만은 분명하다.

레스베라트롤이 SIRT1을 활성화시킨다면
왜 굳이 다이어트를 해야 하는가

다이어트 같은 것은 잊어버리고 매일 비타민을 먹을 때 레스베라트롤 캡슐 두어 알만 같이 먹으면 된다면 얼마나 좋을까? 이것이 실행 가능한 대안인지 아닌지는 여러분의 목표가 레스베라트롤을 통해 건강증진 효과를 얻는 것인지 아니면 체중을 감량하는 것인지에 따라 달라진다. 섭취하는 방법은 다양하지만 레스베라트롤 및 그와 관련된 화학 물질은 건강증진 효과뿐만 아니라 체중감량 효과까지 가지고 있다.

2006년 말에 발표된 획기적인 두 가지 연구 결과는 레스베라트롤이 쥐에게서도 하등 동물의 경우와 비슷한 효과를 낸다는 사실을 처음으로 증명했다. 첫 번째 연구를 수행한 데이비드 싱클레어와 라파엘 드 카보 Raphael de Cabo, 그리고 그 동료들은 고열량식과 체중 1kg당 24mg의 레스베라트롤을 먹인 쥐들이 일반식을 먹인 쥐들에 비해 수명이 31퍼센트 정도 늘어났다고 발표했다. 체중 1kg당 5mg을 투여한 다른 그룹 쥐들도 24mg을 먹인 쥐들과 거의 같은 건강증진 효과를 보였다. 또 다른 연구 결과를 보면 레스베라트롤을 먹인 쥐들은 비록 체중은 줄지 않았지만 죽상 동맥경화증에 걸리지 않았고 운동 기능이 좋아졌으며 미토콘드리아 수가 늘어났다. 이 연구에서 쥐들의 운동 기능이 향상된 것은 고열량식이 뇌에 미치는 나쁜 영향이 레스베라트롤 덕분에 역전되었다는 징후다.

지방은 사람을 둔하게 만드는가?

널리 알려지지 않은 비만의 또 다른 나쁜 점으로 정신 능력에 매우 중대한 영향을 미치는 것이 있다. 비만과 고포화지방, 고열량식이 동물과 인간의 인지 기능에 나쁜 영향을 미친다는 연구 결과가 수없이 많다. 이런 악영향은 인슐린 저항과 제2형 당뇨병 때문에 더 심해진다. 레스베라트롤은 쥐의 근신경 기능을 향상시키는 것으로 드러나 중추신경계에 좋은 영향을 준다고 알려졌다.

또 쥐를 대상으로 한 연구에서는 레스베라트롤이 알츠하이머병으로 인한 심한 인지 손상에도 좋은 영향을 주는 것으로 밝혀졌다. 이것은 알츠하이머병 같은 퇴행성 신경 질환에 걸린 이들의 인지 기능을 향상시킬 수 있는 가능성이 가장 높은 작용제다.

두 번째 연구 결과는 2006년 12월에 〈셀Cell〉 지에 발표되었다. 데이비드 싱클레어 및 프랑스 일키르슈Illkirch의 요한 오웨릭스Johan Auwerx 박사와 함께 이 연구를 수행한 과학자들은 쥐들 먹이에 체중 1kg당 200~400mg의 레스베라트롤을 섞어서 먹이자 살도 빠지고 다른 쥐들보다 두 배나 더 먼 거리를 달릴 수 있었다고 말했다. 그렇다면 사람도 매일 레스베라트롤을 15~20g씩 섭취하면 체중을 줄일 수 있을 것이다. 하지만 이것은 지나치게 많은 양이기 때문에 아직 그 안전성이 확증되지 않았다.

　레스베라트롤을 섞은 먹이를 먹은 쥐들은 근육 세포 내의 미토콘드리아 수가 더 많고 크기도 훨씬 컸기 때문에 연구원들은 이것이 레스베라트롤의 직접적인 효과라고 결론을 내렸다. 게다가 레스베라트롤을 먹은 동물들은 신진대사 속도가 빨라지고(에너지 소모량이 늘어나고) 평형감각이나 체력 같은 중추신경계 테스트 결과가 향상되었다. 또 인슐린 저항이 감소하고 당 부하가 개선됐는데 이런 두 가지 현상은 과체중인 이들에게서는 보기 드문 일이다.

　심장질환, 퇴행성 신경 질환(알츠하이머 등), 대사 질환(제2형 당뇨병 등)에서 나타나는 미토콘드리아 기능 장애는 레스베라트롤이 함유된 약으로 치료할 수 있는 가능성이 있다. 또 운동을 하고 열량 섭취를 제한하면 미토콘드리아 수와 기능이 향상되고 복부 비만, 인슐린 저항과 포도당 불내성, 고혈압, 전 염증성 상태 등 심장혈관 질환을 일으키는 다양한 위험 인자와 관련된 질환인 대사 증후군 치료의 초석을 마련할 수 있다. 따라서 레스베라트롤 같은 SIRT1 활성제는 이런 흔한 질병을 치료하는 데 매우 유용하다.

　레스베라트롤은 쥐를 대상으로 알츠하이머병으로 인한 인지 능력 상실 회복 실험을 했을 때 좋은 결과를 보였고 그 과정에서 벌어지는 뉴런 사망을 막는 데도 효과적이다. 이는 알츠하이머병의 효과적인 치료 가능성을 약속한다.

레스베라트롤 보충제와 약품

현재 인터넷상에는 레스베라트롤을 판매하는 업체가 많이 있고 또 레스베라트롤을 복용할 경우 '하루 걸러 다이어트'의 효과가 더 높아질 수도 있다. 하지만 그런 효과를 보려면 상당히 많은 양을 복용해야 하는데, 아직까지는 장기간에 걸쳐 다량의 레스베라트롤을 복용할 경우 어떤 위험이 있을 수 있는지 제대로 밝혀지지 않았다.

데이비드 싱클레어는 크리스토프 웨스트팔Christoph Westphal과 합작해 서트리스Sirtris라는 회사를 설립한 뒤 레스베라트롤 및 다른 SIRT1 활성제가 들어간 약품을 개발하고 있다. 이 글을 쓰고 있는 현재 임상 실험이 진행 중이며 2012년 초에 제품을 출시할 예정이다. 전하는 바에 따르면 머크Merck나 화이자Pfizer 같은 거대 제약회사들도 SIRT1 활성제 개발에 관심을 보이고 있다고 한다.

Part 2
♥
Alternate-Day Diet

의사가 개발한 '하루 걸러 다이어트' 프로그램

스타트!
하루 걸러
다이어트!

♥ 우리 인간의 본능과 심리상태를 고려해보면(특히 맛있는 음식이 눈앞에 있으면 어떻게든 먹으려고 하는 타고난 충동, 감정적인 스트레스를 음식으로 풀려고 하는 심리 등) '하루 걸러 다이어트'나 다른 다이어트 프로그램을 시작하기 전에 최대한 준비를 해두는 것이 좋다. 우리 뇌에 있는 원초적인 '파충류 뇌'는 계속해서 먹고, 먹고 또 먹으라고 충동질한다는 점을 기억하자! 그러므로 우리는 보다 고차원적이고 이성적인 뇌 부위를 사용해 이런 원초적인 충동을 억제하고 통제해야 하며 그 방법도 배워야 한다.

그럼, 우선 다이어트를 시작하기 전에 우리가 알아두고 또 실행해야 하는 몇 가지 간단한 사항을 살펴보기로 하자.

나는 얼마나 먹고 있는가

'하루 걸러 다이어트'를 하면서 '열량을 제한하는 날$_{down\ day}$'에는 자신의 체중을 유지하는 데 필요한 열량의 약 20퍼센트 정도만 먹어야 한다. 따라서 자신이 현재 어느 정도의 열량을 섭취하고 있는지를 먼저 알아야 한다.

 섭취열량을 계산하는 방법은 여러 가지가 있다. 예컨대 일정 기간 동안 체중이 변하지 않고 일정하게 유지되는 상태라면 식사 일기를 써서 자기가 매일 어느 정도의 칼로리를 섭취하고 있는지 알아낼 수 있다. 하지만 이 방법은 자기가 먹는 음식이 정확히 몇 칼로리인지 알아야 하고, 또 섭취하는 모든 음식을 철저히 기록하면서 스스로에게 정직해야 한다는 문제가 있다. 대부분의 사람들에게는 불가능한 일이고 귀찮기도 하다. 일부러 자신을 속이려 하는 것이 아니더라도 어떤 음식을 '약간 맛보거나' 다른 사람이 들고 있는 봉지에서 과자를 두어 개 집어먹거나 함께 식사하던 사람의 접시에 놓인 감자튀김을 몇 개 집어먹을 때마다 그것을 일일이 다 기록하지는 않을 테니까 말이다. 그리고 자기 입으로 들어가는 모든 음식의 칼로리 함량을 알아내는 것도 보통 일이 아니다. 아니, 아예 불가능에 가깝다고 할 수 있다. 브로콜리를 요리할 때 기름을 약간 넣고 볶았다면 그 기름 양은 얼마나 될까? 또 실제로 먹은 브로콜리의 양은 정확히 얼마인가? 또 밖에서 식사를 할 경우 식당에 갈 때마다 저울을 가져갈 것인가? 식당에서 접시에 담긴 브로콜리를 먹기 전에 먼저 저울에 올려놓고 무게를 잴 것인가?

 체중을 유지하는 데 필요한 칼로리 양을 측정하는 방법 중 하나로, '안정시 대사량$_{RMR}$'을 계산하는 방법이 있다. 이는 기초 대사량$_{BMR}$과 비슷한 것으로, 생존하기 위해 연소시키는 칼로리 양을 말한다. 실제로 호흡을 하거나 몸 전체로 혈액을 공급하고 체온을 유지하는 등 신체가 제대로 기능하는 데 필요한 에너지(즉, 칼로리)가 총 칼로리 섭취량의 최대 70퍼센트를 차지한다.

RMR을 정확하게 측정하려면 특수 장비를 이용해 일련의 테스트를 실시해야 하지만 몇 가지 수학 공식을 이용해 개략적으로나마 RMR을 산출할 수도 있다. 그 중에서 '표준'으로 널리 인정되는 공식이 '해리스-베네딕트Harris-Benedict' 공식이다. 간단한 셈만 하면(일부 웹 사이트에서 제공하는 온라인 전자계산기를 이용해도 좋다) RMR을 알아낼 수 있다.

남자의 RMR = 66.4 + (13.7 × 체중(kg)) + (5.0 × 키(cm)) − (6.8 × 나이)
여자의 RMR = 655 + (9.6 × 체중(kg)) + (1.8 × 키(cm)) − (4.7 × 나이)

예) 몸무게가 68kg이고 키가 183cm인 30세 남성의 RMR
= 66.4 + 931.6 + 915 − 204 = 1709
몸무게가 57kg이고 키가 168cm인 30세 여성의 RMR
= 655 + 547.2 + 302.4 − 141 = 1363.6

해리스-베네딕트 공식을 이용하려면 1일 칼로리 섭취량에 자신의 활동량까지 고려해야 한다. 해리스-베네딕트는 다음과 같은 방식으로 활동량을 계산했다.

- **거의 움직이지 않음** (운동을 거의 또는 전혀 하지 않는 사무직):
  RMR × 1.2

- **약간 활동적임** (1주일에 1~3일 정도 가벼운 운동이나 스포츠):
  RMR × 1.375

- **적당히 활동적임** (1주일에 3~5일 정도 적당한 운동이나 스포츠):
  RMR × 1.55

- **매우 활동적임** (1주일에 6~7일 정도 강도 높은 운동이나 스포츠):
  RMR × 1.725

- **극히 활동적임** (날마다 강도 높은 운동이나 스포츠, 육체노동에 종사, 마라톤이나 다른 경쟁 스포츠에 출전하기 위해 하루 두 차례씩 훈련):
  RMR × 1.9

나는 해리스-베네딕트의 방식을 존중하기는 하지만 사람들에게 자기가 하루에 섭취하는 열량을 계산하도록 하는 데 문제가 있는 것처럼, 활동량을 판단하도록 하는 것도 문제가 있음을 깨달았다. 대부분의 사람들은 자기가 평소 먹는 양은 과소평가하고 활동량은 과대평가하는 경향이 있다. 만약 여러분이 과체중이라면 지금 그 두 가지 일을 동시에 하고 있을지도 모른다. 1992년에 〈뉴잉글랜드 의학 저널New England Journal of Medicine〉에 발표된 한 연구 논문을 보면, 살을 빼려고 노력하는 이들(과체중인 사람들은 대부분 끊임없이 체중을 줄이려고 시도한다)은 자기가 먹는 양은 47퍼센트 적게 어림하면서 활동량은 51퍼센트 많게 어림한다고 한다.

  신장 165cm에 체중이 91kg인 여자가 자기는 1주일에 엿새씩 격렬한 유산소 운동을 60~90분씩 하고 "먹는 것은 별로 없다"고 말하는 것을 종종 들을 수 있는 것처럼 말이다. 그러니 오차를 줄이려면 스스로에게 해당된다고 생각하는 활동량보다 한 단계 아래의 활동량을 이용해 RMR을 계산하는 것이 좋다. 활동량은 여러분의 하루 필요 열량에 상당한 영향을 미칠 수 있다. 운동을 거의 또는 전혀 하지 않는 사무직 종사자라면 RMR에 활동지수 1.2를 곱해야 하는데, 내가 보기에는 대부분의 사람들이 여기에 해당된다. 물론 드물기는 해도 2월에 맥킨리McKinley 산을 등정하면서 날마다 8,000~10,000cal를 소모하는 등산가도 있으므로 이런 사람의 경우 높은 활동지수를 곱해도 상관없다. 하지만 이것은 보기 드문 예외일 뿐이다.

  체중을 줄인 뒤 그 줄인 체중을 장기간 유지한 이들을 연구한 미국 체중 조절단체가 내놓은 '현실적인' 지침을 보면 남자는 보통 하루에 1,700cal, 여자는 1,400cal를 섭취하고 유산소 운동을 통해 매일 400cal를 소모한다고 한다.

  물론, 해리스–베네딕트 공식을 통해 계산한 열량에도 오차는 있을 수 있다. 대체적으로 근육 대 지방 비율이나 개인마다 제각기 다른 대사율 등 다양한 요인들 때문에 해리스–베네딕트 공식을 통해 계산한 열량은 위아래로 14퍼센트의 표준편차가 존재한다. 이 말은 해리스–베네딕트 공식을 이용해 계산한 결과가 2,000cal일 경우, 여러분에게 실제 필요한 열량은

1,400~2,560cal 사이일 가능성이 95퍼센트라는 뜻이다. 하지만 한 가지 좋은 점이 있으니, '열량 제한일'에 섭취할 20퍼센트의 칼로리를 계산해보면 필요한 칼로리가 288~512cal 사이인 것이다. 이것을 평균 내면 400cal 가량이 되는데 이 정도면 괜찮은 수치다. 그리고 열량 제한일에 필요한 양보다 100cal 정도를 더 먹거나 덜 먹어도 결과에는 영향이 없다.

일기를 쓰면서 모니터링하라

'하루 걸러 다이어트'를 시작하고 처음 2~3주 동안은 캔에 든 셰이크나 바를 이용해서 칼로리 섭취량이 평소 먹는 양의 20퍼센트를 넘지 않도록 해야 한다. 열량 제한일에 이 정도 수준의 섭취량을 계속 유지하면 누구나 체중이 줄어든다. 하지만 3주가 지나면 살이 빠지는 속도가 점점 느려지는 것을 깨닫게 될 것이다. 이것은 무의식적으로 칼로리 섭취량을 늘렸기 때문일 수 있다. 따라서 이 즈음이 되면 자기가 먹는 음식을 꼼꼼히 모니터링하기 시작해야 한다.

식욕은 늘 칼로리 필요량을 초과한다. 아니면 우리의 식욕 조절 메커니즘에 문제가 있는 것인지도 모른다. 진정으로 체중을 건강한 수준까지 감량한 뒤 그 상태를 계속 유지하고 싶다면 자신이 얼마나 먹는지 알 수 있는 외부 측정 수단을 동원해야만 한다. 나는 자기관리를 위한 아주 좋은 방법으로서 음식 일지를 쓰도록 권하고 있다. 음식 일지를 기록하는 것이 체중감량이나 감량한 체중을 유지하는 데 효과적이라는 사실을 보여주는 많은 연구 결과도 있다. 무엇을, 언제, 얼마나, 왜 먹었는지를 기록하면 자기가 지금 무엇을 먹고 있고 그 이전에는 무엇을 먹었는지 계속 의식하게 되므로 지금 당장이든 나중이든 그에 따른 반응이 생긴다.

지금 입에 넣는 음식이 자기 눈앞에 놓인 종이에 적혀 있는 것을 보면 스스로를 속이기가 더 힘들어진다. 또 먹는 음식을 일일이 적어야 한다는 사실을 기억하면, 심하게 배가 고프지 않을 때는 뭔가를 먹으려다가도 다시 생각하게 된다. 포테이토칩을 하나만 먹겠다고 해놓고는 30분 뒤에 정신을 차리고 보니 과자 봉지가 텅 비어 있는 고전적인 자기기만을 얼마나 자주 경험하는가? 포테이토칩을 한 개 먹을 때마다 일일이 다 기록해야 한다면 이런 일이 벌어지는 횟수가 줄어들 것이다. 포테이토칩 조각 하나까지 다 기록하라는 말이 터무니없게 들릴지도 모르지만 이 방법은 확실히 효과가 있다. 일기를 써야 하는 이유는 이것 외에도 아주 많다.

'하루 걸러 다이어트'를 시작하기 전에 체중을 재고(반드시 해야 하는 일이다) 그 숫자를 일기장에 적어놓으면 자신이 어느 위치에서 시작했는지를 항상 기억할 수 있다. 그런 뒤 일정한 간격을 두고 꾸준히 체중을 재면 다이어트에 어느 정도 진전이 있는지 알게 된다. 한 번 잘 풀리기 시작하면 끝까지 이어진다. 그리고 자신의 진척 상황을 눈으로 직접 확인하는 것만큼 확실한 동기 부여 방법도 없다. 체중이 줄었다는 사실이 종이에 똑똑히 적혀 있는 것을 보면 기분이 좋아져 다이어트를 꾸준히 지속할 가능성이 높아진다.

하지만 주의해야 할 점이 있다. 날마다 체중을 재서는 안 된다. 열량 제한일과 열량 무제한일 사이에 체중 변동이 상당히 심하기 때문이다. 반드시 열량 제한일이 지난 그 다음날 아침에 체중을 재되 6~8일 간격으로 재는 것이 좋다. 그래야만 정확한 진척 상황을 파악할 수 있다. 그리고 여러분도 열량 무제한일이 지난 다음에 체중을 재서 기분이 상하는 것은 싫지 않겠는가.

일기를 쓰는 세 번째 이유는 다이어트를 시작할 때 가지고 있던 건강상의 문제가 얼마나 호전되었는지 알아보기 위해서다. 다이어트를 시작할 때 공복 콜레스테롤, 인슐린, 포도당 수치를 재놓도록 하라. 특히 그 가운데 하나 또는 모든 수치가 높아진 상태임을 알고 있는 경우에는 더욱 그렇다.

천식 환자는 최대 호기량 측정기를 사용해서 최대 호기 유량 기준치를 기록하고 가능한 경우 폐 기능 조사_{FEV1}도 해야 한다. 그런 뒤 일정한 간격을 두고 이들 수치가 변하는 양상을 모니터한다. 관절염 환자는 아픈 관절의 가동 범위와 스스로 느끼는 통증 정도를 기록한다.

동료들과 내가 관찰한 바에 따르면 '하루 걸러 다이어트'를 하는 사람들은 인슐린 저항, 천식, 계절성 알레르기, 자기 면역 질환(류머티즘성 관절염), 골관절염, 염증성 중추신경계 손상(투렛 증후군 Tourette's syndrome, 메니에르병 Meniere's disease), 심장 부정맥(잦은 기외 수축, 심방 세동), 폐경기로 인한 일과성 열감, 바이러스나 박테리아, 균으로 인한 전염성 질환(발톱 균류, 치주 질환, 바이러스성 URI) 등 다양한 증상이 개선된다.

그리고 마지막으로, 천식 연구에 참가한 환자들이 그랬듯이 삶의 질과 관련된 사안들도 꾸준히 기록해둬야 한다. 여러분이 앓고 있던 질병의 증상이 호전되었는가? 다이어트를 시작하기 전에 비해 날마다 더 많은 일을 할 수 있게 되었는가? 전보다 활력이 넘치는 느낌인가? 다이어트를 하기 전보다 정신적으로나 감정적으로 더 좋아진 상태인가? 자신이 전보다 얼마나 나아졌는지를 눈으로 확인하면 다이어트를 지속하는 데 도움이 되는 긍정적인 힘을 얻게 된다. 다이어트나 건강 계획을 꾸준히 지켜나갈 수 있는 비결은 바로 이런 자기 모니터링에 있다고 해도 과언이 아니다.

여러 해 전에 미시건 주립대학교 사회사업대학원의 에드윈 토머스Edwin Thomas와 협력해 무의식중에 일어나는 운동 틱과 음성 틱 증상이 있는 투렛 증후군을 앓는 남자를 치료하면서 이런 사실을 배웠다. 우리는 그에게 작은 계수기를 주면서 틱 증상이 나타나거나 자기도 모르는 사이에 소리를 내고 있는 것을 알아차릴 때마다 그 계수기를 누르라고 지시했다. 겨우 이틀 만에 그의 틱 증상 발생 빈도가 치료를 시작하기 전의 1만분의 1로 감소했고 연구 기간 내내 그렇게 낮은 수준을 유지했다.

투렛 증후군의 특징인 틱 증상은 순전히 무의식중에 나타나는 것이라고 다들 생각했기 때문에 이 결과는 정말 주목할 만하다. 증상이 나타날 때마다 기록을 하는 것만으로도 증상 발생 빈도를 대폭 줄일 수 있었기에 이 병과 관련된 자기 모니터링의 효과를 자세히 기록해서 보고했다.

'하루 걸러 다이어트'의 측면에서 볼 때 자기 경험을 기록하는 것은, 그 젊은이가 계수기 덕분에 투렛 증후군의 증상 발현을 좀더 의식해서 자기 병

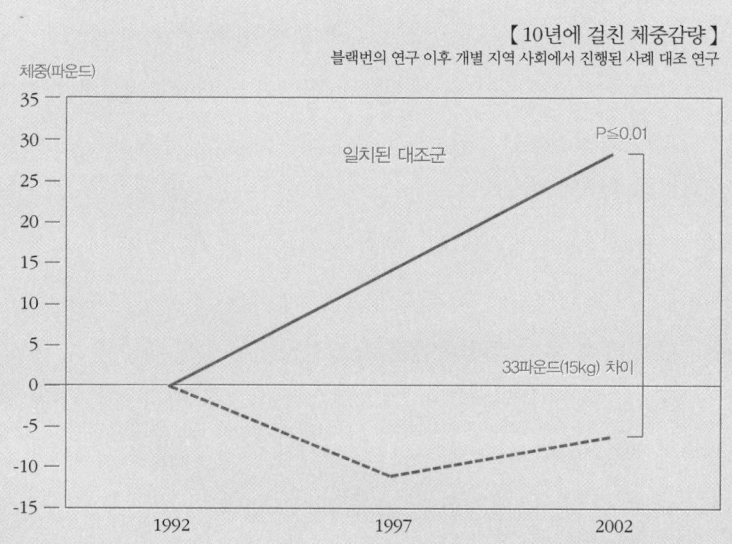

【 10년에 걸친 체중감량 】
블랙번의 연구 이후 개별 지역 사회에서 진행된 사례 대조 연구

 몇 안 되는 장기 체중감량 연구 가운데 하버드 의대의 조지 블랙번 박사가 수행한 연구가 있는데, 이 연구에 참가한 이들은 10년 동안 하루 한두 끼 정도는 식사대용식 셰이크나 영양 바를 먹었다. 정상적인 식사를 한 대조군과 비교해보니 체중이 15kg이나 차이가 났다. 다이어트 그룹은 체중이 3.2kg 줄어든 반면 대조군은 11.8kg이나 늘었기 때문이다. 이 연구가 중요한 이유는 (1) 아무 제약 없이 먹는 이들은 음식 섭취량을 조절하지 않는다면 시간이 지나면서 체중이 늘 수밖에 없고, (2) 일상적인 자기 모니터링이 효과가 있으며, (3) 식사 대체 상품이 자기 모니터링을 용이하게 하는 데 효과적임을 증명하기 때문이다.

을 모니터하는 데 도움을 받은 것처럼 자기 모니터링을 활성화할 수 있는 신체적 행동이다. 자각을 높이는 것만으로도 증상(이 경우에는 무의식적인 식습관) 자체를 줄이고 새로운 행동양식을 강화할 수 있다. 진척 상황에 대한 구체적인 서면 증거 덕분에 어떤 일이 효과가 있다는 것을 깨닫게 되면 지금 하고 있는 일을 꾸준히 지속할 가능성이 훨씬 높아진다.

나는 정말 얼마나 먹고 있는가

일기를 쓰는 것 외에도 자신의 음식 섭취량을 좀더 확실히 알 수 있는 다른 간단한 방법들이 있다.

라벨 읽는 방법을 익힌다

식품 라벨은 그 패키지에 내용물의 양이 얼마인지 뿐만 아니라 몇 인분이 들어 있는지도 알려준다. 내가 '통째로 먹기'라고 부르는 행동, 즉 패키지 안에 들어 있는 내용물을 한꺼번에 다 먹고 고생하는 사람들이 의외로 많다. 한 패키지 안에 4인분 이상의 양이 들어 있을 수도 있는데, 포장지 겉면에 적혀 있는 칼로리는 그 중 1인분에 해당되는 칼로리를 적어놓은 것이다. 라벨을 읽어보면 1인분의 양이 얼마나 되는지 알 수 있을 뿐만 아니라 자기가 실제로 섭취하는 칼로리도 알 수 있다.

계량 도구를 사용해서 먹는 양을 조절한다

계량스푼, 액체 및 고형물 계량컵, 소형 식품 저울은 가격도 저렴하고 어디서든 손쉽게 구할 수 있다. 이런 계량 도구가 아직 없다면 반드시 구입해서 사용해야 스스로에게 정직할 수 있다. 시중에 나와 있는 다이어트 책들을 보면 고기 '1인분'은 카드 한 벌 정도의 크기라든가 버터 1큰술은 엄지 끝부분부터 첫 번째 관절까지의 길이라고 적어놓은 것들이 많이 눈에 띈다. 그러나 이런 근사치가 과식의 핑계로 이용되는 경우가 많다. 눈금이 있는 계량 도구를 사용하는 것은 자기 모니터링을 위한 훨씬 정확한 방법일 뿐만 아니라 음식 양을 계량하는 간단한 작업을 통해 실제 적절한 양이 어느 정도인지 확실히 깨달을 수 있다.

수분섭취의 중요성

요즘에는 핸드백이나 서류 가방, 배낭에 물병을 넣어 가지고 다니는 사람들이 점점 늘고 있는데 어쩌면 여러분도 그 가운데 한 명일지도 모르겠다. 미국인 중 최대 75퍼센트는 여전히 매일 어느 정도씩의 탈수 증상 때문에 고통받고 있다는 연구 결과가 있다.

적절한 수분 유지를 위해 필요한 구체적인 물의 양은 개개인의 건강 상태나 활동량, 사는 지역 등 다양한 요인에 따라 달라진다. 평균적으로 보면 땀, 호흡, 소변, 대변 등을 통해 매일 약 2리터의 수분이 몸 밖으로 빠져나간다. 땀을 흘리면 배출되는 수분양이 더 많아지고 격렬한 운동을 할 때는 시간당 최대 1리터가 배출되기도 한다.

아주 미약한 탈수 증상만으로도 무기력해지거나 머리가 아프고 몽롱해질 수 있다. 피로감이 몰려오면서 생각을 또렷하게 정리하기가 어려워진다. 만성적인 경증 탈수는 신장 결석이나 심하면 방광암으로 이어질 수도 있다.

충분한 수분을 섭취하라는 말은 하루 종일 물을 마시라는 뜻이다. 식사 시간 사이에 물을 한 컵씩 마시고 식사 시간마다 한 컵 이상 마신다면 충분한 수분을 유지할 수 있다. 손쉬운 방법은 1리터짜리 물병을 하루 종일 가지고 다니면서 식사 시간 사이에 마시는 것이다.

목이 마를 때까지 기다려서는 안 된다. 그때는 이미 어느 정도 탈수가 진행된 상태이기 때문이다. 나이 든 사람들은 특히 자기가 목이 마르다는 사실을 깨닫지 못하는 경우가 많아 탈수 증상이 생기기 쉽다. 뿐만 아니라 갈증이 심한 것을 배가 고프다고 착각해 실제로는 물을 마셔야 하는 때에 뭘 먹어야겠다고 생각하는 경우도 많다. 배가 고프다는 느낌이 들 때 가장 먼저 해야 할 일은 물을 한 잔 마시는 것이다.

체중감량을 할 때는 마시는 음료수의 종류도 중요하다. 설탕이나 텅 빈 칼로리가 함유된 음료가 매우 많기 때문이다. 설탕이 잔뜩 들어가 몸에 안 좋은 칼로리만 높은 비 다이어트 청량음료가 미국인들이 마시는 전체 음료수의 1/4을 차지한다! 장기적인 체중감량을 진지하게 고려하고 있다면 설탕이 함유된 청량음료는 절대 마시지 않는 습관을 들여야 한다. 이런 음

'하루 걸러 다이어트' 일지

날짜	시간	먹은 음식 & 양	칼로리	배고픈 정도 (1~10)	기분 상태 (1~10)
1/1	오전 9시	오트밀 1컵	175	5	7

위의 견본을 참조해 다이어트 일지를 만들자. 무엇을, 언제, 얼마나 먹었는지 꼼꼼히 기록하다 보면 먹는 양이나 아무 생각 없이 먹는 습관을 자동으로 줄일 수 있다. 음식을 먹은 직후에 그 종류와 양을 바로 기록하는 것이 중요하다. 최소한 자기가 먹은 음식과 추정 칼로리는 꼭 기록해야 한다. 계획했던 것보다 더 많은 양을 먹은 경우에도 솔직히 적어야 한다. 자신을 속이는 것은 결코 도움이 되지 않는다. 그러나 1부터 10까지 구분한 배고픈 정도와 먹은 음식 & 양을 보면 감정적인 식사 패턴이 드러난다. 내용을 자세히 기록하면 할수록 다이어트 프로그램의 효과가 높아진다. 자신의 개인적 필요에 맞춰 일지 형식을 변경해도 된다.

료는 소아 비만과 여성의 당뇨병 발생률을 높이는 주요 원인으로 지목받고 있다. 하지만 다이어트 청량음료는 적당량만 마신다면 괜찮다. 사카린, 아스파탐aspartame, 수크랄로스sucralose 같은 인공 감미료를 사용할 경우 부작용이 생긴다는 소문을 뒷받침할 만한 확실한 과학적 증거는 없지만, 어린이가 장기간에 걸쳐 이런 제품을 다량으로 섭취할 경우 어떤 문제가 있는가에 대한 연구는 아직 이뤄진 바가 없다. 칼로리 섭취량을 줄이는 가장 효과적인 방법 가운데 하나는 레몬 즙이나 라임 즙을 약간 짜 넣거나 과일 주스를 30g 정도 첨가한 탄산수를 마시는 것이다.

또 유제품 업계가 사람들에게 심어준 믿음과는 달리 우유를 마셔도 건강에 별 도움이 되지 않는다는 사실을 알면 아마 깜짝 놀랄 것이다. 유지방은 포화지방이며 이 말은 곧 죽상 동맥경화증 발생률이 높아지고 불필요한 열량 섭취만 늘어난다는 얘기다. 필요한 경우 칼슘을 보충할 수 있는 더 안전하고 손쉬운 방법들이 많이 있다. (이와 관련된 자세한 내용은 다음 장 참조)

커피, 차, 카페인

커피는 수많은 질병을 일으키는 원인으로 오랫동안 비난을 받아왔지만 최근 들어서는 매우 안전한 음료라는 사실이 입증되었다. 커피를 하루에 최대 6잔까지 마시면 신장 결석, 담석, 제2형 당뇨병이 생길 위험이 줄어들며, 커피를 마시는 사람은 마시지 않는 사람에 비해 자살률이 70퍼센트나 낮다고 한다. 사람들이 흔히 가지고 있는 잘못된 생각으로 카페인이 탈수 증상을 일으킨다는 설이 있다. 사실 하루에 커피를 최대 6잔까지 마셔도 보통 물을 마실 때에 비해 이뇨(신장을 통한 수분 소실) 작용이 증가하지 않는다.

따라서 카페인이 함유된 음료도 1일 수분 필요량을 충당할 음료로 포함시킬 수 있다. 하지만 '하루 걸러 다이어트'를 할 때는 기운이 흘러넘쳐 밤에도 잠이 이루기 힘들다는 것을 알게 될 것이다. 이런 이유 때문에라도 카페인 섭취를 줄이고 싶어질 것이며 늦은 시간에는 특히 더하다.

최근에는 차에 함유된 폴리페놀, 특히 EGCG(에피갈로카테킨 갈레이트

epigallocatechin gallate)에 건강증진 효과가 있다는 소문이 나 차의 인기가 상승세를 타고 있다. 차가 암과 심장질환 발생을 줄인다는 얘기가 있지만 아직까지는 이를 뒷받침하는 확실한 증거가 없다.

홍차는 발효시킨 찻잎으로 만드는 반면 녹차는 발효시키지 않은 찻잎으로 만든다. 두 가지 차 모두 카페인이 함유되어 있고 약간의 항우울 효과와 신장 결석 및 담석 발생 위험 감소 등 커피와 비슷한 효능이 있다.

마지막으로, 식물성 식품 중에 수분 함량이 높은 음식이 많다. 상추, 토마토, 오이, 호박, 멜론, 복숭아 등을 생각해보라. 흥미롭게도 이런 식품은 칼로리도 낮다. 앞서도 말했듯이 수분이 많이 함유된, 그러니까 양에 비해 칼로리가 낮은 식품을 먹는 것도 전체적인 칼로리 섭취량을 줄이는 효과적인 방법이다.

칼로리의 경우와 마찬가지로 수분 섭취에 있어서도 가장 중요한 것은 하루 종일 수분을 충분히 공급해야 한다는 것을 깨닫는 것이다. 시중에는 매력적인 모양의 병에 담긴 생수가 수백 가지나 나와 있다. 그런 물을 한두 병가량 사서 냉장고나 책상 위, 차 안 등 하루 종일 틈틈이 마실 수 있는 곳에 두자.

운동의 중요성

운동은 다음과 같은 질병과 증상을 예방한다.

- 심장질환
- 고혈압
- 고 콜레스테롤
- 암, 특히 결장암과 유방암
- 성인이 된 뒤 발병하는 제2형 당뇨병
- 관절염
- 골다공증
- 변비
- 우울증
- 체중 증가

운동을 하면 체중 조절에 있어 중요한 요소인 근육이 늘어난다. 근육이 많으면 많을수록 우리 몸이 사용하는 에너지가 늘어나 더 많은 칼로리가 연소된다. 나이가 들거나 몸을 잘 움직이지 않으면 신체 조성이 근육질에서 지방질로 바뀐다. 운동을 통해 이런 변화에 맞설 수 있으며 운동은 언제 시작하든 늦지 않다. 나이 든 사람들도 운동 프로그램을 통해 놀라운 효과를 얻을 수 있음을 보여주는 연구 결과들이 많다.

근육을 키우는 가장 좋은 방법으로는 '저항 훈련'이라고도 부르는 근력 운동이 있다. 근력 운동을 하려면 대개 몇 가지 기구가 필요하다. 여기에서 말하는 기구는 작은 아령이나 신축성 있는 밴드처럼 간단한 것일 수도 있고 전문적인 헬스클럽에 갖춰진 기계처럼 복잡한 것일 수도 있다. 근육의 양과 힘을 늘리려면 동작을 더 이상 반복할 수 없을 때까지 계속해서 운동을 해야 하는데, 이때 어느 근육 또는 근육군을 훈련하느냐에 따라서 사용하는 기구가 달라진다.

근력 운동 또는 저항 훈련 외에 심장의 펌프 효율을 높여 심장 기능을 향상시키는 유산소 운동을 하는 것도 중요하다.

균형점 찾기: 심근 강화 운동 vs. 근력 운동

미국 대학 스포츠 의학회는 근력 운동은 1주일에 3회 이상 하지 말라고 권유한다. 이런 운동으로 인해 미세하게 찢어진 근육이 회복될 시간을 줘야 한다는 것이다. 하지만 그 반면 심근 강화 운동은 날마다 해도 무방하다고 말한다. 나도 여기에 한 마디 보태자면 1주일에 최소 다섯 번 이상은 심근 강화 운동을 해야 한다. 효과적이면서도 지나치게 격렬하지 않은 운동 프로그램을 위한 표준 권고안은 주 5회 30분씩 심근 강화 운동을 하고(그보다 더 많이 하면 심장질환에 걸릴 위험이 한층 더 낮아진다) 근력 운동은 주 3회 30분 이상씩 하되 연이어서 하지 말고 중간에 하루씩 쉬어주어야 한다는 것이다.

이 책에서 구체적인 근력 운동 방법을 추천하거나 설명할 생각은 없다. 이미 전문 트레이너들이 쓴 관련 서적이 수없이 많으니까 말이다. 내가 여러분에게 권하고 싶은 것은 근처에 있는 헬스클럽에 가서 좋은 트레이너와 상담을 해 자신의 건강 상태와 평소 활동량을 고려할 때 어떤 종류의 운동을 얼마나 해야 할지 결정하라는 것이다. 어떤 경우에든 근력 운동은 혼자 하는 것보다 헬스클럽에서 친구나 트레이너와 함께 하는 편이 더 쉽다. 전문가와 함께 운동을 하면 최선의 결과가 나오는 올바른 방식으로 운동을 할 수 있으며 우연히 부상을 당하는 일도 막을 수 있다.

성공적인 근력 운동의 비결은 '근부전'이라고 하는 탈진 상태에 이를 때까지 특정 근육이나 근육군을 계속 움직이는 것이다. 문제는 대부분의 사람들, 특히 여성의 경우 근부전 상태에 이르는 것을 좋아하지 않기 때문에 근육이 커지는 최대 자극을 얻을 수 있을 때까지 충분히 노력하지 않는다.

우리 몸에 있는 모든 근육군을 단련해야 한다. 근육군은 대개 다리, 가슴, 등, 팔, 어깨로 나눌 수 있는데 하루에 한두 개의 근육군만 정해 집중적으로 운동해야 한다. 나의 평소 운동 일과를 예로 들어보겠다.

- **월요일**: 다리(다리 밀어올리기, 다리 굽히기, 다리 말아 올리기, 까치발 들기)
- **수요일**: 가슴과 등(케이블 끌어내리기, 앉아서 노 젓기, 어깨 승모근 운동, 누워서 역기 들기, 누워서 날갯짓하기, 경사진 곳에 누워서 역기 들기)
- **금요일**: 팔과 어깨(머리 위로 아령 들기, 아령 들고 팔을 앞과 옆으로 똑바로 올

리기, 이두근 운동, 케이블을 아래로 당기는 삼두근 운동)

　45분에 걸쳐 위에서 언급한 운동의 대부분을 15회씩 4세트 반복한다. 대체적으로 나는 유산소 운동보다는 이런 근력 운동을 더 좋아하는 편이다. 친구들과 함께 헬스클럽에서 어울리거나 최선의 노력을 다해야 하는 그 도전의 순간도 좋아한다. 사실 무거운 역기를 들어올리는 행동에는 육체적인 만족감을 주는 뭔가가 내재되어 있다.

　유산소 운동과 근력 운동 가운데 어느 쪽이 더 건강에 도움이 되는지는 명확하지 않다. 근력 운동은 근육 양을 늘려주고 우리 모두 맞서 싸우려고 하는 노화에 따르는 자연적인 근육 손실과 체지방 증가를 막는 데 필수적이다. 1주일에 세 번씩 모든 근육군을 통틀어 10~15분씩만(각 근육군마다 1~2분 정도) 저항 훈련을 해도 근육 양을 유지하는 데 효과적이라는 연구 결과도 있다. 물론 더 많이 하면 좋겠지만 누구나 이 정도 양의 운동은 할 수 있을 것이다.

　가장 간단한 유산소 운동 또는 심근 강화 운동은 바로 걷는 것인데 보다 격렬한 운동들과 거의 동일한 효과를 안겨준다. 걷는 것은 거의 누구나 할 수 있으며 심지어 날씨가 궂은 날에도 찾아보면 어디엔가 걸을 수 있는 장소가 있다. 예를 들어 정기적으로 동네에 있는 대형 쇼핑몰에서 만나 함께 걷는 사람들도 있다. 헬스클럽에 다니는 경우와 마찬가지로 이때도 친구와 함께 짝을 이뤄 걸으면 좋다. 친구와 함께 걸으면 시간이 훨씬 빨리 흐른다.

걷기를 통해 체력과 힘이 붙으면(분명히 그렇게 된다) 달리기와 걷기를 번갈아 가면서 할 수 있다. 몇 분 동안 달리다가 멈추고 몇 분 동안 걸은 뒤 다시 달리는 것을 반복하는 것이다. 얼마쯤 지나면 걷는 것은 완전히 포기하고 계속 달릴 수도 있다!

또 좋아하는 스포츠가 있는 사람은 그것을 통해서 심근 강화 운동을 할 수도 있다. 테니스를 칠 수도 있고 또 카트를 타지 않고 걸어서 코스를 돌면서 골프를 한 라운드 치는 것도 괜찮다. 친구와 만나 함께 시합을 하는 것도 자리를 털고 일어나 운동을 할 기회를 늘리는 좋은 방법이다.

좋은 소식이 한 가지 있는데, '하루 걸러 다이어트'를 하는 사람들은 대부분 우리 천식 연구에 참가한 사람들처럼 전보다 훨씬 기운이 넘치는 듯한 느낌을 받았다고 한다. 그리고 기운이 넘치면 좀더 활동적으로 움직이고 싶다는 생각이 들게 마련이다.

5살 때부터 심한 천식을 앓아온 조지를 예로 들면, 그는 증상이 너무 심해서 군대도 가지 못할 정도였다. 그가 우리 연구에 참가하겠다고 서명할 때만 해도 쌔근거림이 너무 심해서 거의 하모니카 소리를 내는 것처럼 들렸다. 조지의 트리글리세리드 수치는 1dL당 1,064mg이었고(정상치는 150mg/dL 이하) 혈액을 채취하니 마치 표면에 닭기름이 방울방울 떠 있는 것처럼 보일 정도였다. 연구가 진행되던 8주 동안 조지는 체중이 14kg 가까이 줄었을 뿐만 아니라 단 2주 만에 트리글리세리드 수치가 292로 낮아지고 혈액의 '닭기름'도 사라졌다. 그의 기분이나 기력뿐만 아니라 천식 증상까지 눈에 띄게 호전되었다. 조지는 기분이 좋아진 나머지 역기를 들어올리는 운동까지 시작했다. 덕분에 단시간 내에 근력도 늘어났고 열량 제한일이나 무제한일이나 항상 다이어트를 시작하기 전보다 훨씬 기운이 넘치는 느낌이라고 보고했다.

에드나의 성공담도 주목할 만하다. 그녀가 처음 나를 찾아왔을 때만 해도 체중이 132kg이나 나가고 성인이 된 뒤에 발병한 천식과 제2형 당뇨병, 발톱 균류, 왼쪽 귀의 청력을 손상시킨 세균성 수막염으로 인한 균형 감각 저하 등 수없이 많은 심각한 질병 때문에 고통받고 있었다. 연구를 시작할 무렵에는 단 15m만 걸어도 녹초가 되었고 계단을 올라가는 것은 엄두도 못 냈다. '하루 걸러 다이어트'를 시작하고 2주가 지나자 에드나는 놀라울 정도로 힘이 솟는 것을 느꼈다. 4주가 지나자 평소 먹던 약의 복용량을 줄여도 될 만큼 천식 증상이 호전되었다. 8주가 끝날 무렵에는 체중이 14kg 가량 줄고 균형 감각도 좋아져 보다 쉽게 걸을 수 있게 되었으며 계단도 네 칸이나 올라가게 되었다. 혈당 수치는 10주 만에 정상으로 돌아왔고 콜레스테롤과 트리글리세리드 수치도 극적으로 낮아졌으며 염증 및 산화 손상 지표도 마찬가지였다. 이토록 상태가 놀랍게 호전된 덕분에 늙고 지쳐 보이던 에드나는 이제 날마다 몇 시간씩 산책을 즐기는 활기차고 즐거운 여인으로 완전히 변신했다.

즐겁게 운동하라

운동은 '얼마나 자주 하는가'가 아주 중요하다. 이는 그 운동을 얼마나 좋아하느냐에 달려 있다. 어떤 종류든 간에 운동을 한다는 생각 자체를 싫어하는 사람들도 많다. 운동을 그럭저럭 참을 만하게, 혹은 즐겁게 만들려면 다음과 같은 방법을 시도해보자.

심근 강화 운동을 할 때

- 걷기 프로그램을 처음 시작할 때는 빨리 걸어야 한다는 압박감을 버려라. 그냥 슬슬 걷다 보면 시간이 흐르면서 자연스럽게 걷는 속도와 운동 시간이 늘어나게 될 것이다.
- 걷고 있는 사람들이 많은 공원이나 쇼핑몰에 가라. 그러면 혼자 걸으면서 외로움을 느끼지 않아도 된다.
- 1주일에 최소 하루나 이틀 이상 만날 수 있는 운동 파트너를 찾아라. 누군가 나를 기다리고 있다고 생각하면 운동을 하러 나갈 가능성이 훨씬 높아진다.
- 좋아하는 음악이나 오디오 북을 들으면서 걸어라. 개인용 청취 기구를 통해 음악을 들으면서 운동을 하는 사람들이 그렇지 않은 사람보다 운동을 더 많이 한다는 연구 결과가 있다.
- 주말에는 친구나 파트너와 함께 2시간 동안 걸을 계획을 세워라. 음식이 든 배낭을 매고 가서 소풍 기분을 만끽한다.

- 러닝머신을 사보라. 요즘에는 튼튼한 제품도 저렴한 값에 구입할 수 있다.
- TV를 보면서 러닝머신에서 걷거나 달려보라.

웨이트 트레이닝을 할 때

- 사람들이 많은 헬스클럽에 가라. 집에서 혼자 운동을 하는 것보다 헬스클럽에 등록을 했을 때 실제로 운동을 할 확률이 훨씬 높다.
- 트레이너를 고용하라. 웨이트 트레이닝을 처음 하는 사람의 경우, 노련한 트레이너는 운동을 시작하는 방법을 가르쳐주고 계속 안전하게 운동할 수 있도록 도와준다. 또 트레이너는 운동할 때 꼭 필요한 용기를 북돋아주고 자세를 바르게 교정해주기도 한다.
- 트레이너를 이용하지 않을 생각이라면 운동 파트너를 구하라. 이런 인간관계가 운동을 꾸준히 지속하는 데 가장 큰 기여를 한다. 인터넷을 통해 마음 맞는 사람들을 찾아보자.

운동에 전념하고 있을 때는 배가 고프다는 생각을 덜 하게 된다. 장시간 비행기를 타고 가는 동안에는 어떤 음식이 나오든, 맛이 아무리 형편없어도 무조건 먹는다는 사실을 떠올려보라. 이는 아마 비행기 여행이 무척 지루한 데다 별다른 할 일이 없기 때문일 것이다. 다이어트 중에 뭘 먹고 싶다는 유혹이 들면 생각을 딴 데로 돌리기 위해 다른 일에 집중해야 한다. 이 방법은 실제로 효과가 있다. 몸과 마음이 다른 일에 얽매여 있으면 음식을 먹거나 음식에 대해 생각하는 일이 줄어든다. 운동은 공복감이나 공복감에 대한 생각 이외에 다른 집중할 거리를 준다는 부수적인 장점도 갖고 있다.

하지만 운동을 시작하려 할 때 대부분의 사람들이 겪는 가장 큰 어려움은 바로 '시작할 마음을 먹는 것'이다. 운동을 하지 않는 데 대한 핑계를 생각해낼 때는 다들 놀라운 창의력을 발휘하는 듯하다. 가장 많이 대는 핑계는 '시간이 없다'는 것이다. 아무리 바쁘더라도 자기가 좋아하는 일을 할 때는 어떻게든 시간을 낼 수 있는 법이다. 텔레비전을 보거나 크로스워드 퍼즐을 풀거나 기타 여러분을 운동에서 멀어지게 만드는 여러 가지 일 가운데 하나만 하지 않아도 운동을 할 30분 정도의 시간은 충분히 낼 수 있다.

운동시간을 늘리는 데 방해가 되는 또 다른 장애물로는 건강상의 이유, 날씨, 비용, 이용 가능한 시설 등이 있다. 하지만 이것도 다 자기는 운동계획을 세우거나 실행할 능력이 없다는 것을 돌려서 말하는 것일 뿐이다.

운동을 하지 않기 위한 이 모든 핑계를 이겨내려면 반드시 운동을 해야 하는 이유를 이해하고 받아들이는 것이 무엇보다 중요하다. 규칙적으로 운동을 하면 다음과 같은 장점이 있다.

- 순수 근육 양이 늘어나고 체지방이 감소한다.
- 뼈와 근육, 관절을 건강한 상태로 유지할 수 있다.
- 휴식 시 연소되는 칼로리 양$_{RMR}$이 증가한다.

- 관상 동맥 질환, 고혈압, 당뇨병, 몇몇 암에 걸릴 위험이 감소한다.
- 기분이 좋아지고 행복감을 느끼게 된다.
- 집중력이 높아진다.

준비물을 챙기자: 이제 시작할 때가 되었다!

요점을 다시 정리해보자면,
- 현재 자신의 칼로리 섭취량을 알아낸다.
- 다이어트 일기장을 마련해 쓰기 시작한다.
- 식품 용기의 라벨을 읽는 법을 배운다.
- 적절한 계량 도구를 갖춘다.
- 충분한 수분 공급을 잊지 않는다.
- 운동을 더 많이 한다.

이제 페이지를 넘겨 '하루 걸러 다이어트' 효과를 높여주는 기본적인 영양 원리를 알아보도록 하자.

영양:
양과 질의
문제

♥ 책 첫머리부터 지금까지 줄곧 건강을 위해 무엇을 먹느냐보다는 현재 체중이 얼마나 나가느냐가 더 중요한 문제라고 말했다. 또 '하루 걸러 다이어트'를 하는 동안에도 열량 무제한일에는 뭐든 자유롭게 먹을 수 있다고 했는데 이 말을 철회할 생각은 없다. 나도 이 다이어트를 처음 시작했을 때는 열량 무제한일마다 평소 먹던 습관대로 계속 먹었으니 말이다. 칼로리와 체중감량의 측면에서 생각할 때 중요한 것은 얼마나 많이 먹느냐이다. 하지만 최적의 건강 상태를 생각하면 얘기가 약간 달라진다. 이제는 우리가 먹는 음식이 심장질환이나 암, 제2형 당뇨병을 비롯해 특정 질병에 걸릴 위험에 상당한 영향을 미친다는 사실을 안다.

물론 '하루 걸러 다이어트'가 이런 질병을 예방하는 효과가 있다는 증거가 있기는 하지만, 여러분에게 적절한 영양 섭취를 위한 몇 가지 기본 지침을 알려주지 않는 것은 지나치게 태만한 행동일 것이다.

모든 질환의 원인은 음식 속에 숨어 있다

우리 팀이 실시한 천식 연구에서, 참가자들은 이틀에 한 번씩 자기가 좋아하는 음식을 마음껏 먹고도 격일 열량 제한의 건강증진 효과를 고스란히 누렸다. 참가자들에게 열량 무제한일에 무슨 음식을 먹었는지 구체적으로 알려달라고 요구하지는 않았지만, 그들 모두 과체중이었다는 사실을 생각하면 자기들 멋대로 하게 내버려두었을 때는 특별히 건강에 좋거나 열량이 적은 음식을 먹었으리라고 생각하지 않는 편이 논리적으로 타당할 것이다.

하지만 이런 연구는 그저 연구일 뿐이다. 시간적인 제약이 있을 뿐만 아니라 특히 동물을 대상으로 실험을 할 때 동물들은 그저 사람이 주는 종별로 특화된 영양가 많은 먹이만 먹을 수 있다. 하지만 우리 실생활에서의 '하루 걸러 다이어트'는 시작하는 날부터 숨을 거두는 그 날까지 꾸준히 계속할 수 있는 삶의 한 방식이다. '하루 걸러 다이어트'를 시작한 모든 이들이 평생 동안 철저하게 그 식생활 패턴을 따르리라고 기대하는 것은 현실적이지 못하다. 평생 열량 제한일마다 칼로리를 억제한 셰이크를 마시며 살지는 않을 것이다. 또 열량 제한일마다 평소 칼로리 섭취량의 20~25퍼센트 이하만 먹어야 한다는 원칙을 영원히 지키지도 못할 것이다. 그리고 열량 무제한일에 간혹 과식을 할 수도 있다. 물론 그러지 않는다면 좋겠지만 사람이 완벽할 수는 없는 법이다. 그러니 손해를 보지 않도록 가능할 때마다 최대한 잘 먹어두는 식으로 분산 투자를 하는 것이 좋다.

'잘 먹는다'는 말은 고급 식당에 가라는 뜻이 아니다. 건강을 증진시키는 것으로 알려진 음식들을 찾아 먹고 병에 걸릴 위험을 높이는 식품은 피하라는 얘기다. 예를 들어 고혈당 탄수화물(정백 밀가루, 백미, 감자), 포화지방(쇠고기, 유제품), 트랜스지방으로 조리한 식품(프렌치프라이, 도넛)은 심장질환의 원인이라는 사실이 확실히 증명되었다.

월터 윌렛의 말에 따르면 건강한 생활습관(적당한 체중 유지, 운동, 금연 등)을 들이고 최적의 식생활을 영위하면 심장질환은 80퍼센트, 뇌졸중은 70퍼센트, 제2형 당뇨병은 90퍼센트 이상, 결장암은 70퍼센트 이상 줄일 수 있다고 한다. 바꿔 말하면 세계 최고의 영양학 권위자가 이 모든 질환의 주요 원인이 우리가 먹는 음식이라고 인정한 것이다. 이런 통계치를 무시하는 것은 정말 어리석은 행동이다.

금지 식품은 없다

천식 연구에 참가한 이들의 다이어트 결과를 기준으로 생각할 때, 나와 동료들은 열량 제한일에 칼로리 섭취량을 충분히 줄이기만 한다면 열량 무제한일에 먹고 싶은 것을 다 먹어도 건강한 식습관을 지키는 데 따르는 많은 장점이 사라지지 않고 여전히 눈에 띄는 건강증진 효과를 볼 수 있다고 믿는다. 그러니 먹어서는 안 되는 금지 식품 목록을 적어줄 생각은 없다. 그런 것은 결국 유인 상술이 될 테고 상당히 비현실적이기도 하다. 그러나 이 다이어트를 하면서 열량 무제한일에 먹으면 안 되는 금지 식품은 없지만,

건강증진에 도움이 되기에 더 자주 먹어야 하는 식품과 시간이 지나면서 건강에 악영향을 미칠 수 있기 때문에 덜 먹어야 하는 식품은 분명히 있다.

정백하지 않은 통곡물, 과일, 푸른 잎채소, 식물성 지방, 기름기 없는 순수한 단백질 중심의 음식을 먹어야 한다는 말은 전에도 들어봤을 것이다. 그리고 당분과 전분, 정제된 탄수화물, 붉은살코기, 지방을 빼지 않은 유제품, 트랜스지방은 피해야 한다는 말도. 하지만 이런 조언을 실생활에서 어떻게 응용해야 할지 잘 모르는 사람도 있을 것이다. 다음의 내용은 그런 이들을 돕기 위해 마련한 정보다.

지방에 관한 극비 정보

지방을 섭취하면 뚱뚱해지고 심장질환에 걸릴 위험이 높아질까? 먹는 양과 지방 종류에 따라 두 가지 다 맞는 말일 수 있다. 하지만 지방은 세포막과 신경을 둘러싼 보호막을 형성하는 데 없어서는 안 될 물질이기도 하다. 특정 호르몬 생성과 혈액 응고 조절, 심장 수축을 비롯한 근육 수축 통제에도 꼭 필요하다. 우리가 먹는 음식에는 지방이 적정량 들어가야 하지만 지방이라고 해서 다 똑같은 것은 아니며 전부 건강에 좋은 것도 아니다.

모든 종류의 지방은 수소 원자와 결합된 탄소 원자 사슬로 구성된다. 지방이 포화 상태가 되었다는 것은 탄소 원자가 최대한 많은 수의 수소 원자와 결합되어 있다는 뜻이다. 각각의 탄소 원자는 양옆에 있는 원자들과 단일 결합으로 연결되어 있다. 현미경으로 관찰하면 포화 지방은 직선 사슬처럼 보인다. 포화지방을 판별할 수 있는 한 가지 특징은 버터나 베이컨 지방 혹은 스테이크 주위에 붙어 있거나 고기에 마블링 모양을 만드는 지방처럼 실내 온도에서 응고되어 딱딱하게 굳는다는 것이다.

동맥이 막히고 LDL(나쁜 콜레스테롤) 수치가 올라가는 것도 대부분 포화지방 때문이다. 그러나 포화지방이라고 해서 다 똑같은 것은 아니다. 쇠고기보다는 버터와 전지 유제품에 함유된 포화지방이 콜레스테롤에 더 나쁜 영향을 미치고 초콜릿과 코코아 버터에 함유된 지방은 쇠고기 지방보다 좋다는 것을 알면 놀랄 것이다. 여하튼 포화지방은 LDL(나쁜 콜레스테롤) 수치를 높이고 HDL(좋은 콜레스테롤)에는 거의 영향을 미치지 않는다.

지방이 단일 불포화 상태일 때는 사슬의 어느 한 지점에서 탄소 원자 2개가 이중 결합으로 연결되어 있다. 이런 변화 때문에 사슬이 결합시킬 수 있는 수소 원자 수가 2개로 줄어들고 형태도 직선에서 곡선으로 바뀐다. 단일 불포화지방은 실온에서 액체 상태다. 즉, 기름 종류를 말한다. 올리브유, 땅콩기름, 캐놀라유에는 불포화지방이 많이 함유되어 있고 아보카도와 대부분의 견과류도 좋은 불포화지방 공급원이다.

이중 결합이 2개 이상인 지방을 고도 불포화지방이라고 하며 결합할 수 있는 수소 원자 수는 더 적다. 이런 지방은 두 군데가 구부러진 막대기처럼 생겼다. 고도 불포화지방은 오메가3와 오메가6의 두 종류로 나뉘는데, 고도 불포화지방과 단일 불포화지방의 가장 큰 차이점은 우리 체내에서는 고도 불포화지방을 생성할 수 없다는 점이다. 고도 불포화지방은 식품이나 보충제를 통해서 섭취해야만 한다. 이런 필수 지방이 많이 함유되어 있는 가장 좋은 공급원은 참치나 연어 같은 기름기 많은 생선과 옥수수와 대두유, 콩과 콩 식품, 씨앗류 등의 식물성 식품이다.

단일 불포화지방과 고도 불포화지방 모두 LDL을 낮추고 HDL은 높인다.

고도 불포화지방과 단일 불포화지방의 이상적인 균형점은 아직 밝혀지지 않았지만 단일 불포화지방이 심장마비로 인한 사망의 가장 큰 원인인 치명적인 심실성 빈맥을 예방하는 데 더 중요한 역할을 하는 듯하다.

마지막으로 설명할 지방 종류는 트랜스지방(식물성 부분 경화유라고 부르기도 한다)인데 트랜스지방은 가급적 섭취를 삼가야 한다. 동물성 지방에도 소량의 트랜스지방이 존재하지만 우리가 먹는 대부분의 트랜스지방은 인공적으로 만든 것이다.

100년쯤 전에 화학자들이 식물성 기름에 수소를 첨가해 가열하면 고체 상태로 응고시킬 수 있다는 사실을 발견했다. 이 발견 덕분에 마가린이나 쇼트닝 같은 제품이 생겨났다. 또 식품 제조업체에서는 저장 기간이 더 긴 제품을 만들 수 있게 되었다. 한때는 트랜스지방이 버터에 들어 있는 포화지방보다 건강에 좋다고 생각한 적도 있지만 1970년대 이후 진행된 여러 연구를 통해 LDL 수치를 올리거나 동맥 경화를 일으키는 플라크를 형성하는 데 있어 트랜스지방이 포화지방보다 더 큰 영향을 미친다는 사실이 밝혀졌다. 게다가 트랜스지방은 포화지방과 달리 HDL 수치까지 낮춘다. 최근에는 식품 업계에서도 이런 폐해를 인식했기에 트랜스지방과 관련된 문제가 꾸준히 개선되고 있다. 요즘 출시되는 대부분의 마가린은 1인분 기준 트랜스지방 함량이 0g 혹은 0.5g 이하가 되도록 다시 제조되고 있지만 그래도 꼭 제품 라벨을 확인해야 한다. 의학 협회의 발표에 따르면 우리가 먹는 음식 가운데 가장 흔한 트랜스지방 공급원은 프렌치프라이와 도넛이며, 제과 제빵 종류에도 많은 양이 함유되어 있다.

몸에 좋은 지방은 심장마비로 인한 사망 위험을 감소시킨다

 몸에 좋은 지방을 많이 섭취하는 지중해식 다이어트의 효과를 살펴보기 위해 무작위 대조 실험인 리용 다이어트 심장 연구 Lyon Diet Heart Study를 실시했다. 참가자들은 주로 동물성 포화지방을 먹던 습관을 버리고, 포화지방은 적고 단일 불포화지방과 고도 불포화지방이 많이 함유된 음식을 먹기 시작했다. 곧이어 극적인 효과가 나타나기 시작했다. 이 연구에 참가한 이들은 모두 첫 번째 심장 발작을 겪고도 살아남은 이들이었다. 302명의 남녀로 구성된 실험 집단에게 지중해식 다이어트를 시킨 뒤, 이들과 비슷한 관상동맥질환 위험 인자를 가지고 있지만 식생활에 대한 구체적인 조언 없이 그냥 주치의에게 먹는 것을 조심하라는 충고만 받은 303명의 대조군에게서 나온 결과와 비교했다. 이 연구는 계획했던 것보다 일찍 중단되었는데, 그 이유는 몸에 좋은 지방을 섭취한 이들은 기존의 식생활을 그대로 유지한 대조군 사람들에 비해 심장질환이 재발할 위험이 70퍼센트나 낮아진 것으로 나타났기 때문이다.

단일 불포화지방과 고도 불포화지방은 심장의 전기 전도계를 안정시켜 심장사의 주요 원인인 불규칙한 심장 박동을 예방한다. 하지만 포화지방을 먹던 습관을 버리고 단일 불포화지방과 고도 불포화지방이 함유된 음식을 먹기 위해 반드시 심장 발작이 일어나기만을 기다릴 필요는 없다!

탄수화물 암호 해독

기본적으로 탄수화물은 혈당치에 가장 큰 영향을 미치는 영양소다. 여러분이 섭취하는 모든 탄수화물은 소화된 뒤 당으로 분해되는데 개중에는 다른 탄수화물보다 당으로 전환되는 속도가 빠른 것들이 있다. 탄수화물 종류를 구분하는 가장 좋은 방법은 혈당을 높이는 속도에 따라 구분하는 것이다. 당지수GI: Glycemic Index란, 토론토 대학교의 영양학자 데이비드 젠킨스David Jenkins와 그의 동료들이 다양한 탄수화물이 혈당치를 높이는 속도와 그 범위를 측정하기 위해서 만든 것이다. 당지수가 높은 식품을 먹으면 낮은 식품을 먹었을 때보다 혈당치가 더 높이 올라간다. 보통 당분이 많이 들어간 음식이나 전분 식품(백미, 감자, 크래커, 대부분의 흰 빵 등), 정제 밀가루로 만든 제과 제빵류 등이 GI 등급이 높다.

탄수화물에 대해 말할 때 단순 탄수화물 또는 복합 탄수화물이라고 부르는 것을 들어봤을 것이다. 일반적으로 복합 탄수화물은 통곡물이나 채소처럼 당지수가 낮은 식품들이다. 이런 식품에는 활성산소 손상 및 산화 스트레스를 막아주는 피토케미컬이라는 중요한 영양소가 함유되어 있다. 또 여러 가지 중요한 역할을 하는 식이섬유의 주요 공급원이기도 하다.

기본적으로 건강한 장 기능을 위해서는 반드시 식이섬유가(부모님 세대들은 아마 사료 같다고 하실지도 모르지만) 필요하다. 식이섬유는 스펀지처럼 물을 흡수해서 창자가 음식물을 앞으로 밀어낼 수 있게 해주는 덩어리를 만든다. 변비, 다발성 게실증, 게실염 등을 예방한다.

식이섬유는 수용성 식이섬유와 불용성 식이섬유의 두 가지 종류가 있다. 수용성 식이섬유는 물론 물에 녹으며 젤라틴성 물질을 형성한다. 이것은 담즙산을 흡착해 몸 밖으로 배출시키고 콜레스테롤 수치를 낮춘다. 수용성 식이섬유가 많이 함유된 식품으로는 사과, 감귤류, 완두, 귀리 등이 있다. 식물의 세포벽을 구성하는 불용성 식이섬유는 우리의 위장관이 분해하거나 녹일 수 없는 포도당 분자의 긴 사슬로 구성되어 있다. 불용성 식이섬유의 주 공급원은 과일, 채소, 통곡물이다.

예전에는 불용성 식이섬유가 결장암을 예방해 준다고 생각했지만 최근에 진행된 대규모 연구에서는 이 이론을 뒷받침할 만한 증거가 나오지 않았다. 하지만 당분 및 전분 흡수를 줄여 혈류 내에서 포도당-인슐린 수치가 급격하게 상승하는 것을 막는 중요한 역할을 하며 이 덕분에 심장질환과 제2형 당뇨병 발생률도 감소한다.

통곡물을 많이 먹자

통곡물에 '통'이라는 수식어가 들어가는 이유는 생산 과정에서 영양분이 전혀 손실되지 않았기 때문이다. 현미나 통귀리의 경우처럼 곡물 성분에 전혀 손을 대지 않았을 수도 있고 아니면 빻는 과정을 거쳤는데도 영양분이 그대로 남아 있는 것이다. 정백한 흰 밀가루를 만드는 과정에서 제거된 밀기울(식이섬유)과 맥아라는 두 가지 요소는 다양한 질병을 예방하는 데 있어서 중요한 작용을 하는 것들이다. 통곡물은 체중을 줄이는 데 도움이 될 뿐만 아니라 뇌졸중, 제2형 당뇨병, 심장질환, 염증성 질환, 게실염, 변비 발생을 줄이기도 한다. 또한 통곡물은 결장암, 고혈압, 치주염(잇몸 질환) 발생률을 낮추기도 한다.

1일 권장 섭취량은 6인분이지만 하루에 1인분(반 컵)씩만 먹어도 질병 발생 위험이 감소한다. 하지만 대개는 많이 먹을수록 더 좋다. 통곡물을 많이 섭취하려면 다음과 같은 식품들을 먹어보자.

- **아침식사용 곡물**: 통귀리(겉겨 없는 귀리), 잘게 분쇄한 귀리, 장시간 조리해야 하는 납작 귀리, 오트밀, 휘티스 Wheaties, 휘트 첵스 Wheat Chex, 그레이프 넛츠 Grape-Nuts, 올브랜 All-Bran, 쉬레디드 휘트 shredded wheat, 카시 Kashi 잡곡 시리얼
- **현미**
- **보리쌀**(비네그레트 소스를 약간 뿌려 수프나 샐러드에 곁들여 먹는다. 아니면 칠리 요리에 넣거나 쌀 대신 콩과 함께 조리한다)

- **통곡물 크래커**: 트리스킷Triscuits, 휘트 씬 멀티그레인Wheat Thin Multi-Grain, 카시 TLC, 칩
- **통곡물 빵**: 재료 목록에 나오는 첫 번째 재료가 '통' 곡물이어야만 통곡물 빵이다. 흰 빵보다는 잡곡빵이 더 좋다.
- **통밀 파스타**

'당부하'에 대하여

하버드 공중보건대학원 영양학과의 월터 윌렛과 동료들은 당지수에 대한 연구를 강화하고 다양한 종류의 탄수화물이 혈당에 미치는 영향을 잘 반영하기 위해 '당부하'라는 또 다른 척도를 개발했다. 당부하는 여러 가지 식품의 당지수 등급뿐만 아니라 식품에 함유된 탄수화물의 양까지 고려한다. 당근을 예로 들면, 당근은 당지수는 높지만 수분 함유량이 많기 때문에 똑같은 무게로 따졌을 때 탄수화물 함량이 적은 편이다. 따라서 혈당을 급속도로 높이지 않으므로 당부하는 낮다.

전체적인 목표는 당지수와 당부하를 기준으로 삼아 어떤 식품을 선택하거나 피해야 하는지, 그리고 그 식품을 어느 정도 먹어야 하는지 알아내는 것이다. www.mendosa.com/gilists.htm에 가면 다양한 식품의 GI 및 GL을 정리해놓은 목록 전체를 볼 수 있다.

음식에도 중독될 수 있는가?

예일 대학교 심리학자 켈리 브라우넬Kelly Brownell은 "식품에 들어 있는 어떤 성분이 뇌에 작용해 내성, 금단 현상, 갈망 같은 전형적인 중독 과정을 일으키는가?"라고 물었다. 식품중독이 실제로 존재한다는 증거는 엄청나게 많다. 약물중독은 MRI에서 볼 수 있는 뇌의 변화를 통해 드러나는데, 약물을 끊고 중독에서 회복되면 정상 패턴으로 다시 돌아간다. 당분과 지방이 많이 함유된 음식을 피하고 채소를 많이 섭취하면 이런 뇌의 메커니즘을 회복할 수 있다고 믿는다.

브룩헤이븐 국립 연구소Brookhaven National Laboratory의 정신의학자 노라 볼코우Nora D. Volkow 박사와 그녀의 동료들은 MRI 뇌 영상법을 이용해 비만인 사람들은 암페타민 중독자처럼 도파민 수용체 수가 적고, 또 체질량 지수BMI가 높을수록 도파민 수용체가 적다는 것을 보여주었다. 뇌의 도파민계는 음식을 먹거나 섹스를 할 때처럼 우리가 만족감을 느낄 때 자극을 받는다. 약물중독자의 경우 도파민계가 과도하게 자극되어 있으며 그들이 느끼는 금단 증상이나 약물에 대한 갈망은 도파민 수용체가 더 많은 약물을 요구하기 때문에 생기는 것이다. 이런 갈망이 중독자의 의지력을 압도할 정도로 강하면 계속 약물을 끊지 못하게 된다.

어떤 사람은 고당분 고지방 식품에 반응해 나타나는 도파민 수치 상승폭이 남들보다 더 커서 그 음식에 '중독' 되는 듯하다. 고혈당 음식을 먹은 뒤에 더 빨리 '허기'가 지는 것은 단순히 인슐린 과분비로 인한 혈당 저하 때문이 아니라 약물중독자들이 약물을 갈망하는 것처럼 음식을 갈망하게 만드는 '음식 마약'이 부족함을 나타내는 것이다.

개발도상국 사람들은 지방과 당분 함량이 적은 음식을 주로 먹기 때문에 이런 음식에 대한 갈망을 느끼지 않는 듯하다. 이는 고당분, 고지방 음식으로 인해 도파민 수용체가 손상을 입지 않았기 때문일 수 있다. 나나 로브 박사의 임상 경험에 비춰볼 때, 열량 무제한일에도 이런 음식은 가급적 피하는 것이 장기적으로 그 음식에 대한 갈망을 줄이는 길이라고 생각된다.

과일과 채소를 함께 먹어라

식물성 식품에는 다양한 식물성 생리 활성 영양소$_{phytonutrients}$가 함유되어 있다('phyto'는 식물성이라는 뜻). 이런 식물 성분이 상대적으로 부족한 것도 여러 만성 질환을 일으키는 원인 가운데 하나임을 보여주는 연구 결과가 점점 많아지고 있다. 실제로 과일과 채소를 많이 먹으면 심장질환, 뇌졸중, 고혈압, 백내장, 황반 변성, 암, 제2형 당뇨병, 알츠하이머병, 사고력 감퇴 등을 막을 수 있다는 것은 이제 널리 알려진 사실이다. 이런 이유 때문에 식품의약품국$_{FDA}$에서는 현재 날마다 다양한 종류의 과일과 채소를 1kg씩 먹도록 권장하고 있다.

어떤 생활양식(흡연, 과도한 음주, 나태, 비만 등)을 택하느냐에 따라 암 발생률이 높아지는 것은 분명하며, 다음과 같이 특정 음식을 먹으면 특정 종류의 암을 예방하는 데 도움이 된다는 것을 보여주는 과학적 데이터들이 있다.

- **방광암**: 브로콜리와 다른 십자화과 채소
- **결장암과 직장암**: 시금치와 기타 엽산이 풍부한 채소
- **전립선암**: 토마토, 특히 조리한 것이나 토마토 주스, 토마토 소스, 토마토 페이스트, 케첩처럼 가공한 토마토

전문가들은 과일과 채소를 많이 먹으면 식도암, 위암, 폐암, 구강암, 인후암, 난소암, 신장암, 방광암, 대장암에 걸릴 위험이 낮아진다는 공통된 의견을 내놓는다. 하지만 입수 가능한 데이터를 다 살펴봐도 **채소와 과일을 많이 먹으면 전체적인 암 발생률이 감소한다는 증거는 없다. 통곡물 섭취도 그리 큰 영향을 미치지는 않는 듯하다. 이에 반해 열량 제한이 동물과 인간에게서 암 발병을 예방한다는 것을 보여주는 과학적 연구 결과는 점점 늘어나고 있다.** 동물을 대상으로 격일로 먹이를 주는 실험을 하자 암 발생률이 낮아졌다. 그러므로 '하루 걸러 다이어트'는 SIRT1 활성화를 통해 산화 스트레스와 염증을 감소시키고 세포 증식을 막는 효과를 발휘해 암을 예방한다.

모든 과일과 채소 가운데 가장 광범위한 연구가 이루어지고 또 그 건강증진 효과에 대한 문서 자료가 풍부한 것은 브로콜리, 토마토(되도록이면 요리한 것), 시금치, 양파, 마늘, 당근 등이다. '하루 걸러 다이어트'를 할 때도 이런 채소들을 '최우선적으로 선택'해 매주 몇 번씩 먹는 것이 좋다.

평소 자주 먹어야 하는 과일과 채소 종류를 살펴보면 다음과 같다.

- **십자화과 채소**: 브로콜리, 콜리플라워, 방울다다기양배추, 양배추, 순무, 루타바가(rutabaga: 뿌리가 황색인 순무의 일종. 스웨덴 순무라고도 부른다 –역주). 이런 채소는 암을 예방하는 이소티오시아네이트isothiocyanate, 엽산, 칼슘, 철분, 비타민 K의 공급원이다.
- **외/박 종류**: 오이, 애호박, 단호박, 청둥호박, 캔탈루프(cantaloupe: 남유럽산 멜론의 일종 –역주). 이 가운데서 특히 오렌지색 채소에는 카로틴이 풍부하다.
- **가지속(屬) 식물**: 토마토(리코펜lycopene 다량 함유), 고추, 가지
- **산형화과 채소**: 당근(베타카로틴), 서양방풍나물, 파슬리
- **나리과 식물**: 양파, 마늘, 부추, 샬롯, 아스파라거스 등에는 암세포와 맞서 싸우는 황 화합물(알리신, 디알릴 설파이드diallyl sulfide)이 함유되어 있다.
- **콩과 식물**: 콩, 완두, 대두에는 심장질환과 암을 예방하는 엽산, 식이섬유, 단백질 분해 효소 억제제 등이 들어 있다.
- **감귤류**: 레몬, 라임, 오렌지, 자몽. 항암 작용을 하는 비타민 C와 리모넨limonene이 함유되어 있다.
- **색깔이 진한 베리 종류(블루베리, 레드베리, 블랙베리)**: 항산화 물질과 폴리페놀 색소가 다량 함유되어 있다.

올바른 단백질 선택

단백질은 세포의 구성단위인 아미노산이라고 하는 약 20가지 정도의 기초 성분으로 구성되어 있는데, 그 아미노산이 모두 살아 있어야 한다. 완전 단백질이라고 부르는 일부 단백질에는 모든 종류의 아미노산이 다 포함되어 있다. 그 외의 단백질 식품은 아미노산 가운데 일부만 공급하기 때문에 필요한 아미노산을 모두 섭취하려면 다른 음식들과 함께 먹어야 한다. 완전 단백질은 육류, 가금류, 생선, 달걀, 유제품, 콩을 비롯해 주로 동물성 단백질원에서 나온다. 일반적으로 채소는 불완전 단백질을 공급한다.

최근에 나온 식이 지침에 따르면 하루에 몸무게 9kg당 7g의 단백질을 먹어야 하는데, 대부분의 사람들은 자기가 단백질을 충분히 섭취하고 있는지 신경 쓸 필요가 없다. 그 정도 양도 섭취하지 못하는 경우가 오히려 드물기 때문이다. 이것은 엄격한 채식주의자에게만 해당되는 문제인데, 이들은 우리 몸에 필요한 아미노산을 모두 섭취할 수 있도록 다양한 음식을 찾아 먹어야 한다.

콩은 건강에 나쁠 수도 있다

콩은 콜레스테롤 수치를 낮추는 데 효과적이라는 평판을 얻고 있는데, 이것은 동물성 단백질원(포화지방이 포함된) 대신 날마다 콩 50g을 먹은 사람들을 관찰한 결과 콜레스테롤 수치가 낮아졌다는 연구 결과 때문에 생긴 이야기다. 이 연구에 상응하는 결과를 얻으려면 매일 두부를 450g씩 먹어야 하는데(별로 좋은 생각은 아니다), 이후에 실시된 다른 연구 결과를 보면 콩은 콜레스테롤에 전혀 영향을 미치지 못하는 것으로 드러났다. 폐경기로 인한 일과성 열감에는 콩이 도움이 된다고들 하지만 아직 증거가 미약하며 유방암과 심장질환 발병률을 낮춘다는 콩의 효과를 뒷받침하는 증거 또한 마찬가지다.

하버드 대학교의 월터 윌렛의 말에 따르면 **콩은 "건강에 나쁠 수도 있다."** 사실 **콩은 에스트로겐 민감성 유방암에 악영향을 미칠 수 있다.** 콩에는 에스트로겐과 비슷한 물질이 함유되어 있고 또 중요한 유방암 치료제인 타목시펜tamoxifen의 작용을 방해하기 때문이다. 채식주의자라 콩을 많이 먹는 제칠일 안식일 예수재림교의 여신도들의 경우, 채식을 하면서 산 기간이 길수록 유방암 발생률이 높아졌다. 일본 여성들은 콩을 먹기 때문에 유방암에 덜 걸린다는 주장은 확실히 잘못된 것이다. 유방암은 원래 아시아 지역에서 드물게 나타나며 대부분의 아시아 사람들은 콩을 먹지 않는다.

게다가 1주일에 두부를 두 번 이상 먹는 노인의 경우 인지 기능 저하, 기억력 감퇴, 노화로 인한 뇌 위축증 증상이 더 심하게 나타난다는 증거도 있다. 마지막으로 콩이 전립선암에 미치는 영향에도 불확실한 부분이 있다.

이렇게 끊임없이 나타나는 부정적인 증거들을 볼 때, 콩 제품은 1주일에 많아야 몇 번 정도만 먹는 것이 좋다.

앳킨스 다이어트의 오류

1972년에 로버트 앳킨스Robert Atkins는 체중을 감량하려면 고단백 저탄수화물 식이요법을 해야 한다고 주장했다. 의학자들은 그로부터 거의 30년이 지난 뒤에야 이 방법을 이용하면 살이 빨리 빠지고 허기도 덜 느낀다는 앳킨스의 주장의 진위 여부에 대해 연구하기 시작했다. 앳킨스가 이런 다이어트 방식을 처음으로 주창한 것은 아니지만, 현재 그의 이름은 스테이크나 햄버거, 달걀, 유제품을 무한정 먹어도 된다는 이 다이어트와 동의어가 되었다(우리나라에서는 '황제 다이어트'라고도 알려져 있다 -역주). 그러나 포화지방은 무한정 섭취하면서 과일과 채소, 통곡물, 식이섬유는 충분히 먹지 않아도 된다는 것은 영양학 이론에 정면으로 배치되는 얘기다. 최근에는 붉은 육류보다 건강에 이로운 지방이 함유되어 있는 생선과 닭, 칠면조, 오리 등 가금류를 통해 몸에 좋은 단백질을 섭취하자고 주장하는 '사우스 비치 다이어트South Beach Diet'도 등장했다(이는 열량과 상관없이 혈당지수가 60 이하인 음식만 섭취하는 식이요법으로, 저인슐린 다이어트라고 불리기도 한다. 한때 빌-힐러리 클린턴 부부의 회춘 비결로 알려지기도 했다 -역주).

앳킨스 다이어트나 사우스 비치 다이어트가 단기적인 체중감량에 효과가 있다는 증거는 여러 군데서 찾을 수 있다. 하지만 다이어트를 시작하고 1년 쯤 지난 뒤의 성공률을 비교해보면 다른 다이어트 방법들과 별다른 차이가 없다. 어떤 다이어트 방법의 '효과'를 판단하는 척도가 사람들이 자발적으로 그 방법을 이용해 체중을 감량한 뒤 먹고 싶은 것을 다 먹으면서도 줄인 체중을 계속 유지할 수 있는지 여부라면, 아직까지는 성공적인 다이어트 방법이 등장하지 않은 것이 분명하다.

메이요 클리닉Mayo Clinic에서 오리건 주 멀트노마Multnomah 카운티 주민들을 대상으로 실시한 연구에서, 이들은 다른 다이어트 방법보다 앳킨스 다이어트에 대해 잘 알고 있었고 체중감량을 시도할 때면 우선적으로 이 방법을 이용한다고 답했다. 문제는 전체적으로 볼 때 이 카운티에 사는 사람들도 다른 미국인들과 마찬가지로 점점 체중이 늘고 있다는 것이었다. 이는 앳킨스 다이어트 방법에 따라 꾸준히 고단백질 음식만 먹으려다 보면 탄수화물에 대한 갈망이 커지기 때문인지도 모른다. 그래서 이들은 식당에 가면 메뉴판에서 가장 커다란 스테이크를 주문하고는 결국 디저트까지 먹고 만다.

일정 기간 동안 앳킨스 다이어트를 해 구체적인 감량 목표만큼 체중을 줄인 뒤 영양학적으로 균형 잡힌 다이어트로 방법을 전환하는 것은 체중을 줄이는 데 좋은 방법이다. 하지만 음식의 양이나 종류를 날마다 제한해야 하는 다이어트 방법을 제대로 지키지 못하는 사람은 고단백질 식이 패턴도 장기간 유지하지 못할 것이다. 단백질은 포만감을 높이는 데 좋으며(다시 허기가 질 때까지 걸리는 시간이 길어짐) 탄수화물이 포함되지 않은 식사를 했을 때 생성되는 케토시스ketosis도 나름 유용한 물질이다('하루 걸러 다이어트'를 할 때도 케토시스가 생성되는데 이 물질은 스트레스에 대한 뇌의 저항력을 높이고 공복감을 억누르는 데도 도움이 되는 듯하다).

하지만 특정한 다량 영양소 또는 성분을 섭취하거나 제한하라고 요구하는 다이어트로는 장기적인 체중감량 효과를 얻을 수 없다. 식욕을 자극하는 요소들이 너무 강력해서, 먹는 것을 자제하려는 의식적인 노력을 압도하기 때문이다.

달걀은 좋은 식품이다

'놀라운 식품, 달걀'이라는 표어를 내건 미국 달걀위원회의 지속적인 홍보에도 불구하고 달걀은 오랫동안 좋지 못한 평을 받아왔다. 그러나 영양학자 월터 윌렛의 말에 따르면, "달걀은 단순한 콜레스테롤 덩어리가 아니다. 포화지방이 매우 적고 건강에 좋은 다른 많은 영양소가 들어 있다… 그러므로 콜레스테롤 함량만 생각해서 달걀이 심장질환 위험에 미치는 영향을 예측해서는 안 된다… 달걀을 많이 먹은 사람이 적게 먹은 사람에 비해 심장마비를 더 많이 일으킨다고 하는 연구 결과는 나온 적이 없다… 지금까지 진행된 가장 광범위한 연구는 12만 명에 달하는 남녀를 대상으로 달걀 섭취 습관을 조사한 것이다. 건강한 남녀 가운데 달걀을 하루에 한 개씩 먹는 이들과 1주일에 한 개 이하씩 먹는 이들을 여러 해에 걸쳐 추적 조사해 보니, 심장질환에 걸리거나 뇌졸중을 일으킬 위험에 전혀 차이가 없었다."

단당류를 제외하면 세상에 단일 영양소로 구성된 식품은 거의 존재하지 않는다. 단백질 종류는 전부 다 건강에 좋지만 거기에 부수적으로 따라오는 것들은 그렇지 못하다. 일례로 쇠고기는 훌륭한 완전 단백질 공급원이지만 건강에 나쁜 다량의 동물성 포화지방과 밀접한 관계가 있다. 가금류와 생선도 완전 단백질이며 여기 함유된 지방은 주로 불포화지방이므로 붉은 육류보다 훨씬 건강에 좋은 단백질 공급원이다. 전지 유제품도 동물(젖소, 양, 염소)에서 나온 것이기 때문에 포화지방이 많이 함유되어 있다.

빠지는 필수 아미노산이 없도록 가급적 다양한 종류를 챙겨 먹기만 한다면 지방 함량의 관점에서 볼 때 건강에 가장 좋은 단백질은 식물성 단백질(견과류, 씨앗류, 콩류, 채소, 곡물 등)이다.

건강한 식단은 어떤 식으로 구성될까

몸에 좋은 식단은 매우 다양한 모습을 띨 수 있다. 마리나라 소스를 얹은 통밀 파스타 한 그릇과 올리브유를 찍어 먹는 통밀빵 한 조각, 그리고 비네그레트 소스를 곁들인 그린 샐러드는 어떨까? 열량 무제한일에 먹을 수 있는, 여러분이 고려해보지 않았을 만한 건강 식단의 예를 몇 가지 살펴보자.

- 삶은 연어
- 오이 샐러드
- 현미밥

- 식물성 기름으로 요리한 달걀흰자와 채소 오믈렛

- 통밀빵 토스트
- 달걀흰자와 통밀 빵가루를 묻혀 올리브유에 바삭하게 구운 닭 가슴살
- 군고구마
- 그릴에 구운 아스파라거스에 레몬즙을 뿌린 것

- 올리브유에 절인 참치
- 익힌 흰 콩(카넬리니cannellini 콩)을 섞고 신선한 바질 및 또는 이탈리안 파슬리를 다져서 뿌린 것

위의 식단에 양을 명시하지 않았다는 사실에 주목하기 바란다. 열량 무제한일에는 섭취 열량을 제한하지 않지만(그렇다고 해서 배가 터지도록 먹는 것도 별로 좋은 생각은 아니다) 이왕 먹을 바에는 몸에 좋은 음식을 먹어야 한다.

다음 장부터는 '하루 걸러 다이어트'를 본격적으로 시작하면서, 열량 제한일에 정해진 섭취 열량을 지킬 수 있도록 1인분의 양과 칼로리 함량이 적힌 다양한 식품 목록을 보여줄 예정이다. 열량 제한일에 먹을 몸에 좋고 영양가가 풍부한 메뉴와 조리법은 3부를 참조하면 된다.

따로 먹어야 하는 영양 보충제

우리 몸의 모든 세포에 들어 있는 DNA는 날마다 활성산소 때문에 1만 개

의 상처를 입는다고 추정된다. 드문 경우기는 하지만 이런 손상 때문에 암이나 목숨을 위협하는 다른 병이 생기기도 한다. 이런 손상에 맞설 수 있는 주요 방어책이 활성산소를 중화시키는 수천 가지 항산화물질인데, 우리는 음식과 영양 보충제를 통해 이것을 얻는다.

가장 널리 알려진 항산화물질로는 비타민 C와 E, 베타카로틴, 셀레늄selenium, 망간 등이 있다. 또 요즘 관심이 높아지면서 한창 연구가 진행 중인 항산화물질로는 글루타티온glutathione, 코엔자임 Q10coenzyme Q10, 알파리포산alpha-lipoic acid, 플라보노이드flavonoid, 폴리페놀, 피토에스트로겐 등이 있다. 모든 종류의 항산화물질은 복잡한 보호 메커니즘 안에서 조금씩 다른 역할을 하며, 그렇기 때문에 몸에 좋은 음식에 들어 있는 다양한 항산화물질을 모두 섭취하는 것이 중요하다.

알약보다는 음식을 통해 비타민과 항산화물질을 섭취하는 것이 보다 안전하고 효과적인 방법이라는 것을 보여주는 연구 결과가 많다. 실제로 최근 진행된 항산화물질 보충제에 대한 전향적인 무작위 임상 시험을 분석한 결과, **베타카로틴과 비타민 A, 비타민 E는 사망률 증가와 관련이 있고 비타민 C와 셀레늄은 아무런 효능이 없는 것으로 나타났다.** 분석 보고서를 쓴 저자들은 항산화물질 보충제를 복용한 사람들의 경우 전체적으로 사망률이 5퍼센트 정도 증가한 것으로(주로 암과 심장질환으로 사망) 추정했다.

하지만 몇몇 항산화물질 보충제의 유용성을 뒷받침하는 연구들도 있다. 일례로 간호사 건강 연구와 의료 전문인 추적 연구를 보면 비록 통계적으로 유의할 만한 차이는 나지 않았지만 비타민 E가 심장질환 발생률을 약간 감소시킨 것으로 나타났다. 또 불충분하기는 해도 항산화물질 보충제를 복용한 남자들의 경우 암 발병률이 감소했다는 증거도 있다. 또한 두 가지 카로티노이드(루테인 lutein과 제아크산틴 zeaxanthin)의 항산화 효과는 노인 실명의 가장 큰 원인인 황반 변성 속도를 늦춰줄지도 모른다. 이 물질은 '눈 건강'에 좋다고 적혀 있는 보충제에 들어 있다.

단일 항산화물질이 함유된 보충제를 먹는 것이 질병 발생 감소에 도움이 되는지 판단하기 위해서는 보다 자세한 임상 시험이 필요하다. 비타민 제제를 많이 복용하는 것은 특히 위험한 듯하다. 멀티비타민 제제를 1주일에 7알 이상 복용하는 남자의 경우 전체적인 전립선암 발병률에는 변화가 없지만 전립선암이 진전되어 생명이 위독해질 확률이 7배나 높다. 이 말은 국소 전립선암이 치명적인 진행성 암으로 전이될 수 있다는 것이다. 또 멀티비타민과 셀레늄, 엽산, 비타민 E를 함께 섭취한 남자의 경우에는 전체적인 전립선암 발병률도 증가했다.

이 외에도 수많은 연구가 1일 권장 용량 RDA 이상의 비타민을 복용할 경우에 생기는 각종 위험에 대해 경고한다.

하지만 아무리 영양가가 풍부한 식사를 해도 음식만으로는 충분히 섭취할 수 없는 비타민 종류가 있다. 비타민 B군에 속하는 3가지 비타민(B9(엽산), B6, B12)도 여기 포함되는데 모두 심장질환과 암 발생 위험을 낮추는 효과가 있는 비타민이다. 단백질을 섭취하면 생기는 부산물인 호모시스테인

homocysteine이 동맥벽에 쌓여서 동맥 폐색을 일으키지 않도록 이를 아미노산으로 바꿔 재활용할 수 있게 한다. 호모시스테인 수치가 높으면 심장질환이 발생할 위험도 높아진다. 이 3가지 비타민 B군은 멀티비타민 캡슐을 통해 섭취할 수 있다.

하지만 비타민 B군과 달리 비타민 D(우리 몸의 칼슘 흡수를 돕고 피부가 자외선에 손상되지 않도록 보호하며 다양한 암 발생률을 낮추는 것으로 밝혀진)는 멀티비타민 제제 안에도 충분히 함유되어 있지 않다. 비타민 D는 여러 식품에 들어 있고 또 햇볕을 쬐면 그에 반응해 피부에서 만들어진다. 하지만 항암 효과를 얻으려면 대개의 경우 하루에 최소 1,000IU(국제단위) 이상을 먹어야 하는데 그러자면 비타민 D 제제만 따로 한 알을 먹어야 하는 것이다. 그리고 70세가 넘은 사람은 젊은이들보다 더 많이 먹어야 한다. 최근에 실시된 대규모 메타 분석 결과, **비타민 D를 적절히 처방하면 전 세계에 걸쳐 25만 건의 대장암과 35만 건의 유방암 발생을 막을 수 있을 것**이라고 한다. 연구원들은 매일 비타민 D를 2,000IU씩 복용하고 피부의 40퍼센트를 드러낸 상태에서 15~20분씩 햇볕을 쬐라고 권한다. 자신이 적절한 양을 섭취하고 있는지 알아보는 가장 좋은 방법은 혈액 검사를 통해 25-하이드록시 비타민 D 수치를 측정하는 것이다. 비타민 D 보충제를 복용하는 것은 암 발생 가능성을 낮추기 위해 취할 수 있는 가장 중요한 조치 가운데 하나다.

칼슘도 식사를 통한 섭취량이 하루 500mg 이하라면 보충제를 복용해야 한다. 많은 이들의 생각과 달리 유제품은 칼로리가 높고 포화지방도 많이 들어 있기 때문에 식이성 칼슘의 가장 좋은 공급원이 아니다. 비 유제품 가운데 몸에 좋은 칼슘 공급원으로는 짙은 녹색의 잎채소, 생선(연어, 정어리, 망상어), 두부 등이 있다.

영양 보충제를 먹어야 하는지, 먹는다면 어떤 것을 선택하여 먹어야 하는지 판단하는 것은 복잡하고 힘든 일이다. 어떤 것은 건강증진에 도움이 되지만 또 어떤 것은 불필요하거나 심지어 건강을 해치기도 하기 때문이다. 영양 보충제 업계는 규제가 거의 없기 때문에 제조사들은 증명이 됐든 안 됐든 상관없이 온갖 종류의 건강증진 효과를 역설할 수 있다. 심지어 라벨에 적힌 성분명이 실제 병 속에 들어 있는 내용물과 일치하는지 보증할 필요도 없다. 그리고 미국 성인의 절반 정도는 건강증진을 위해 영양 보충제를 한 가지 이상 복용하고 있다.

다음은 여러분에게 추천할 만한 확실한 과학적 근거가 있는 영양 보충제들이다. 다만 이것을 복용하고자 하는 경우 믿을 만한 제조업체에서 나온 제품을 골라야 한다. 자신의 건강과 관련된 문제에 돈을 아끼는 것은 현명하지 못한 일이다.

- **오메가3 지방산**: 우리 몸에 꼭 필요하지만 체내에서 생성되지 않는 이 고도 불포화지방산은 세포, 특히 뇌세포 기능에 중요한 역할을 하며 정상적인 심장 박동을 유지하는 데도 필요하다. 충분한 양의 오메가3 지방산을 섭취하려면 1주일에 기름진 생선을 340g 이상 먹어야 한다. 하지만 생선 중에는 수은이 함

유된 것이 많다는 것을 생각하면 생선에서 짜낸 기름으로 만들어 수은이나 여러 독소를 제거하는 정제 과정을 거친 어유魚油, fish oil 캡슐을 먹는 쪽이 더 간단하고 안전한 섭취 방법이다. 심장이 비정상적으로 박동하는 것을 막아 심장 혈관 질환을 예방하는 효과를 얻으려면 에이코사펜타에노산EPA: eicosapentaenoic acid 180mg과 도코사헥사에노산DHA: docosahexaenoic acid 120mg이 들어 있는 1g짜리 캡슐을 매일 3알씩 먹어야 한다. 그보다 많이 먹는다고 해서 심장이 더 튼튼해지지는 않는다. 류머티즘성 관절염의 경우에 항염증 효과를 얻으려면 하루에 10캡슐씩 먹어야 한다.

- **알파리포산**: 알파리포산은 노화와 관련된 미토콘드리아 기능에 영향을 미치기 때문에 심장질환이나 당뇨병, 알츠하이머병, 근력 감소, 뇌기능 저하 등 노화 때문에 생기는 여러 가지 건강상의 이상을 치료하는 데 효과가 있다. 나이든 쥐에게 아세틸-L-카르니틴acetyl-L-carnitine(아래 내용 참조)과 함께 먹이자 인지 기능 저하가 호전되는 것으로 드러났고 현재 인체 실험도 진행 중이다. 알파리포산은 체내에서 생성되지 않으므로 이런 강력한 항산화 효과를 보려면 영양 보충제를 섭취해야 한다. 일반적인 1일 권장 용량은 800mg으로 400mg 제제를 하루 두 번 복용한다.

- **아세틸-L-카르니틴**: 이 미토콘드리아 '먹이'를 알파리포산과 함께 복용하면 노화로 인한 미토콘드리아 손상을 회복할 수 있어 인지 기능이 개선된다. 여러 차례에 걸친 무작위 대조 실험을 통해 인지 장애와 경미한 알츠하이머병, 당뇨병성 말초신경병증이 크게 호전되었음이 밝혀졌다.

- **코엔자임 Q10**: 이 영양 보충제는 고혈압 환자, 스타틴statin 계열 약물 복용 환자, 심장질환에 걸릴 위험 인자가 있는 사람, 그리고 모든 노인에게 좋다. 1일 최대 1,200mg(400mg 제제를 하루 세 번 복용)을 섭취하면 혈압이 낮아지고 편두통 증상이 줄어들며 심장마비 또는 파킨슨병 같은 퇴행성 뇌 질환을 예방하는 효과를 볼 수 있다는 보고가 나와 있다.

'하루 걸러 다이어트'를 하면 체중을 줄이고 장수할 수 있다. 열량 무제한 일에도 영양가가 풍부하고 건강에 좋은 음식들 위주로 식사를 하면 건강 보호 효과가 높아진다. 또 노화로 인해 생기는 질병의 영향을 줄이거나 역전시키는 효과가 과학적으로 증명된 몇 가지 영양 보충제를 먹으면 더 건강하게 오래 살 수 있다.

'열량 제한'은 우리의 건강을 증진시키는 가장 강력한 메커니즘이며 '하루 걸러 다이어트'는 대부분의 사람들이 이용할 수 있도록 이 이론을 응용해서 만든 것이다.

1단계: 첫 2주를 잘 넘겨라

♥ 전체 다이어트 과정 중에서 가장 제약이 심한 단계지만 기간이 단 2주밖에 안 된다. 2주면 그리 긴 시간도 아니고 특히 이틀에 한 번씩만 열량을 제한하면 되므로 전부 합쳐 7일이면 끝난다.

이 기간에는 열량 제한일에 섭취하는 칼로리가 평소 먹는 양의 20퍼센트를 넘으면 안 된다. 복잡한 계산을 할 필요가 없도록 간단히 반올림해서 500cal로 정하겠다. 이는 과체중인 여성들이 하루에 평균적으로 섭취하는 총 칼로리의 20퍼센트 정도 되는 양이다. 나는 두어 가지 기준을 이용해 이 수치를 정하게 되었다. 첫째, 이틀에 한 번씩 평소 먹는 칼로리의 20퍼센트만 섭취하게 되면 하루에 섭취하는 총 칼로리 양이 40퍼센트씩 줄어든다(열량 제한일에 줄어든 80퍼센트를 이틀로 나누면). 이 말은 곧 여러분이 평소 먹던 양의 60퍼센트만 먹게 된다는 뜻인데, 식사량을 60퍼센트로 줄이는 것은 여러 연구를 통해 다양한 종의 수명을 늘리는 데 가장 효과적이라고 밝혀진 수치다. 둘째, 내가 생각하기에('하루 걸러 다이어트'를 직접 해본 나나 다른 사람들의 경험과 우리 팀의 천식 연구를 통해 증명되었듯이) 이틀에 한 번씩 평소 먹는 양의 20퍼센트만 먹는 것은 대부분의 사람들이 참을 수 있는 수준이다.

식사대용식 셰이크를 먹어라

처음 2주 동안은 식사대용식 셰이크를 이용해 500칼로리를 섭취하는 것이 좋은데, 가장 인기 있고 손쉽게 구할 수 있는 제품으로는 슬림 패스트Slim Fast, 인슈어Ensure, 앳킨스Atkins, 존Zone 등이 있다. 사실 처음 2주 동안은 열량 제한일마다 일반 음식 대신 셰이크를 먹지 않으면 다이어트에 실패할 확률이 높다. 이것은 나나 내 환자들의 경험에서 우러난 조언일 뿐만 아니라 식사대용식 셰이크가 목표로 하는 칼로리 섭취량을 지키는 데 유용하다는 사실을 확인시켜 주는 수많은 연구를 바탕으로 한 것이다.

여기에는 몇 가지 이유가 있다.

- 정확성: 식사대용식 셰이크를 마시면 자기가 실제로 섭취하는 칼로리가 얼마나 되는지 손쉽게 판단할 수 있다. 열량 제한일에 보통 음식을 먹다 보면 현실 부정이나 자기 합리화가 슬그머니 고개를 든다. 대부분의 사람들은 자기가 먹는 음식 양을 정확하게 판단하지 못한다는 증거를 보여준 연구가 많이 있다. 이는 음식을 먹고자 하는 강력한 생존 본능이 우리의 의식적인 다이어트 노력을 압도하기 때문이다. 사람들이 다이어트에 실패하는 주요 원인 가운데 하나

가 바로 무의식적으로 자기가 먹은 양에 대해 스스로에게 거짓말을 하게 되는 자기 합리화다.
- 셰이크를 이용하면 다음 끼니에는 무엇을 먹을지 생각할 필요가 없다. 그러니까 계속 음식 생각만 하는 것을 막을 수 있다는 뜻이다. 얼마 지나지 않아 자기가 열량 제한일에도 먹는 생각을 별로 하지 않는다는 것을 깨닫게 될 것이다.
- 이 음료는 물론 적당히 입에는 맞아도 일반적인 의미의 '진수성찬'이라고 할 수는 없으므로, 단지 맛있다는 이유 때문에 적정량보다 더 먹고 싶다는 유혹이 생기지는 않는다. 따라서 정말 배가 고플 때만 먹을(혹은 마실) 확률이 훨씬 높아지고 진짜 허기가 지면 어떤 느낌인지 보다 확실하게 깨달을 수 있다.
- 셰이크는 맛도 괜찮고 하루 종일 들고 다니기도 편하므로 허기가 심해질 때마다 홀짝일 수 있다.

캔에 든 셰이크는 단백질, 지방, 탄수화물 함량이 제각기 다르다. 탄수화물과 당분 함량이 가장 낮은 제품을 선택하는 것이 좋다. 당분이 많이 함유되어 있으면 인슐린을 자극해 SIRT1이 비활성화되기 때문이다. 그러나 셰이크에 들어 있는 당분 함량보다 더 중요한 것은 섭취하는 총 칼로리이므로 입에 가장 잘 맞는 것을 찾기 바란다. 또한, 셰이크는 한꺼번에 전부 마셔버리지 말고 하루 종일 조금씩(한 번에 30~140g 정도) 나눠 마셔야 한다. 그래야 공복감뿐만 아니라 칼로리에 대한 신체 반응도 최소화되어 SIRT1 유전자 활성 메커니즘을 강화하는 데 도움이 된다.

열량 제한일에 생기는 일

아무래도 첫 번째 '열량 제한일'이 가장 견디기 힘들 것이다. 처음에는 여태까지 섭취하던 칼로리의 단 20퍼센트만 먹으면서 하루를 버틴다는 것이 도저히 불가능하다는 생각이 들지도 모른다. 그러다가 아침과 점심시간에 셰이크를 통해 100~200cal를 섭취하고 나면 배가 아주 부르지는 않지만 그렇다고 죽도록 허기가 지지도 않는다는 사실을 깨닫게 된다. 게다가 기분도 상쾌하다. 이것은 틀림없이 여러분에게 즐거운 놀라움을 선사할 것이다.

진짜 심각한 유혹이 닥쳐오는 시간은 늘 오전 11시~오후 2시 사이로, 이때쯤 되면 몸 상태를 최적으로 유지하기 위해서는 뭔가를 먹어야만 한다는 생각이 든다. 그러나 며칠 지나보면 알겠지만 사실 전혀 먹을 필요가 없다.

늦은 오후 시간이 되면 틀림없이 허기와 피로가 엄습해올 것이다. 이런 순간이 닥치면 몇 분간 휴식을 취하거나 명상을 하고 물을 마셔 수분을 보충한 뒤 100cal 분량의 셰이크를 마신다.

저녁시간에도 또다시 고비가 찾아온다. 남들과 함께 식사를 하는 것은 중요한 사회적 의식의 일부이기 때문이다. 하지만 먹을 수 있는 것이 셰이크밖에 없더라도 사회적 상호작용에 참여하는 것은 가능하다.

저녁식사 시간부터 잠자리에 드는 시간 사이가 아마 가장 견디기 힘들 것이다. 이 시간에는 정신을 돌릴 만한 업무나 다른 일거리가 없기 때문이다. 먹고자 하는 압박감이 너무 클 때 할 수 있는 행동을 미리 생각해두는 것이 중요하다. 자리에 앉아 눈을 감고, 네 번 깊이 심호흡을 한 뒤 천천히 숨을

들이쉬고 내쉰다. 날씬해진 몸매로 즐거운 시간을 보내고 있는 자신의 모습을 머릿속에 그리면서 자기가 이런 일을 하고 있는 이유를 되새긴다. 그리고 '하루 걸러 다이어트'의 주문을 읊는다("내일이면 먹을 수 있다" "일을 망치지 말자" "바쁘게 움직이자" "이런 고생을 할 만한 가치가 있다").

다른 사람과 함께 할 수 있는 일(블로그에 일기를 쓴다든가 다이어트 채팅 룸에 들어간다든가 의지할 수 있는 친구에게 전화를 건다든가 단순하고 반복적인 작업을 하는 등)을 찾아 자기 안에서 빠져나온다.

취침 시간을 위해 셰이크를 100~200cal 분량쯤 남겨두면 편히 잠들 수 있다. 되도록 일찍 잠자리에 드는 것이 좋다. 어쨌든 대부분의 현대인들은 수면 부족 상태 아닌가.

3~4일 정도만 지나면 처음만큼 심한 허기가 느껴지지 않아 열량 제한일을 수월하게 보낼 수 있다. 사실 열량 제한일이 되면 활기가 넘치고 기분이 좋아지는 것을 경험했기 때문에 그날이 기다려지기 시작할 정도다. '하루 걸러 다이어트'를 하는 이들은 이런 기분을 가리켜 '열광적인' '도취된' '사랑에 빠진 듯한' '에너자이저Energizer 광고에 나오는 토끼가 된 듯한' 기분이라고 말하기도 한다.

게다가 격일로 열량 섭취를 제한하는 패턴을 이어가다 보면 자기도 모르는 사이에 공복감이나 음식에 대한 생각을 억제하는 버릇이 생기는 듯하다. 이 다이어트를 하는 사람들은 모두 예전보다 공복감을 덜 느끼고 음식에 대한 생각도 훨씬 덜하게 된다. 그러니까 실제로 허기를 느끼는 일이 크게 줄어드는 것이다. 다시 말해 어떤 새로운 운동을 배울 때 연습을 계속 하다 보면 근육 적응력이 생기는 것처럼 우리의 정신도 생각하지 않겠다고 결심한 것을 떠올리지 않는 방법을 배우게 되는 것이다.

앞으로 다시는 열량 제한일에 배고픔을 느끼지 않게 될 것이라는 말이 아니다. 그러나 열량 제한일은 겨우 24시간 동안 지속될 뿐이고 더군다나 그 가운데 8시간은 자고 있는 시간 아닌가. 하지만 아무래도 실패할 것 같다는 생각이 들 때 마음을 다잡기 위해 사용할 수 있는 몇 가지 간단한 전략이 있다.

- 당장 뭐라도 먹어야겠다는 생각이 들면 몇 분 동안 기다린다. 이런 갈망은 대개 저절로 사라진다. 고통스러울 정도의 공복감이 2~3시간마다 한 번씩 물 밀듯 밀려오며 보통 15~20분 정도 지속된다. 그 잠깐 동안만 주의를 딴 데로 돌리면 공복감이 곧 사라질 것임을 기억한다.
- 그래도 여전히 배가 고프면 셰이크를 조금 마신다. 두어 모금쯤 마시고 나면 아마 허기가 한결 줄어들 것이다.
- 열량 제한일에는 무칼로리 음료를 마시고 싶은 만큼 마셔서 탈수 증상이 생기는 것을 막는다. 탈수 증상이 생기면 기운이 없고 피곤하며 배가 고프다는 생각이 들 수 있다. 사실은 단지 목이 마른 것뿐인데 그것을 공복감이라고 착각하는 이들이 많다. 또 물을 마시면 잠시 배를 채울 수도 있다. 가능하면 셰이크 외에 무칼로리 음료를 최소 2리터 이상 마셔야 한다. 커피나 다이어트 콜라

같은 것도 괜찮지만(사실 카페인은 혈당을 약간 상승시켜 공복감을 줄여준다) 되도록이면 카페인 음료는 너무 많이 마시지 않는 것이 좋다. 활력을 불어넣는 이 다이어트의 효과와 상승 작용을 일으켜 지나친 자극을 받을 수 있다.

- 좋아하는 일 가운데 손을 분주하게 움직이면서 정신을 쏟을 수 있는 일을 한다. 동시에 두 가지 일을 생각하기는 힘들므로 손이 바쁘게 움직이고 있으면 먹는 데 손을 쓰지 않게 된다.
- 의지할 수 있는 사람에게 전화를 건다. 상호 지원을 받으면 다이어트 프로그램을 계속하는 데 도움이 된다.
- 자리에 앉아 눈을 감고 긴장을 풀자고 스스로에게 말한다. 네 번 깊이 심호흡을 한 뒤 천천히 숨을 내쉬면서 5분 동안 휴식을 취한다.
- 날씬해진 몸매로 즐거운 시간을 보내고 있는 자신의 모습을 머릿속에 그리면서 다이어트를 하는 이유(건강한 몸으로 더 오래 살고 자신의 외모에 만족감을 느끼기 위해서)를 되새긴다.
- 다음과 같은 격언을 떠올리며 결심을 다진다.

나는 내일 먹을 것이다, (아니면) 언제나 하루만 참으면 내일 먹을 수 있다.

오늘 먹을 수 없는 것은 내일로 미루자.

이건 칼로리가 높은 음식이잖아, 바보야!

이건 단순한 탄수화물이 아니라 칼로리 덩어리야!

처방 음식: 지시받은 대로만 먹자.

공중 보건국장의 경고: 과식은 건강을 해칠 수 있습니다.

지금 안 하면 언제 할래?

내 가족을 위해서라도 오래 살 거야.

이건 정말 가치 있는 일이라고!

열량 무제한일에 생기는 일

여러분이 정말 듣고 싶어하는 내용이 나왔다. 열량 무제한일에는 원하는 것은 무엇이든 먹어도 좋다. 특히 다이어트를 처음 시작할 때는 이틀에 한 번씩은 자기가 원하는 것을 다 먹을 수 있다고 생각하는 것이 중요하다. 그래야 다른 다이어트를 할 때 드는 박탈감을 피할 수 있다. 방법을 잘 지키는 것이 최선이다. 과체중인 사람들은 대부분 수많은 다이어트를 시도하는 과정에서 좌절감과 패배감을 맛보고는 앞으로도 끝없는 허기와 박탈감만이 자신을 기다릴 것이라고 생각한다. 이 다이어트의 열량 무제한일은 비록 오늘은 힘들고 비참한 기분이 들더라도 내일이면 마음껏 먹을 수 있다는 것을 알려주는 일종의 보험이다. 그리고 열량 제한일에 평소 칼로리 섭취량의 20퍼센트만 먹는 원칙을 고수한다면 열량 무제한일에는 그것의 180퍼센트라는 엄청난 양을 먹어야만 균형을 맞출 수 있다. 그러나 실제적인 이유 때문에라도 다이어트를 시작하고 최소 첫 3개월 동안은 이런 일이 생기지 않는다.

하지만 시간이 지나면 열량 무제한일에 먹는 양이 늘어나기 시작하고 그 결과 살이 빠지는 속도가 느려진다. 이때쯤 되면 열량 무제한일에 먹은 음식을 일일이 기록해서 자기가 먹는 것에 좀더 신경을 쓰기 시작하는 것이 좋다. 자기 내면에 잠재되어 있는 배고픈 파충류를 계속 의식하면서 정말 배가 고파서 먹는 것이 아니라 단순히 즐거움을 위해 먹는 때가 언제인지 깨달아야 한다.

천식 연구에 참가한 이들은 열량 제한일뿐만 아니라 무제한일에도 스스로 식욕을 억제한다는(물론 그 강도는 훨씬 덜하지만) 증거가 몇 가지 나타났다. 이것은 체중을 줄이고 싶다는 욕구에서 나온 자연적인 결과이며 열량 무제한일에도 먹는 것을 좀 자제한다 해서 전혀 해될 것 없다. 하지만 박탈감을 느끼지 않는 것이 정말 중요하다. 그렇지 않으면 '하루 걸러 다이어트'도 날마다 섭취 열량을 제한하는 다른 다이어트 프로그램과 전혀 다를 것이 없다. 포만감을 느낄 때까지 원하는 것은 무엇이든 다 먹되 과식하지 않는 것이 우리의 목표다.

첫 번째 열량 제한일이 끝난 다음날 아침 일어났을 때 가장 먼저 드는 생각은 당연히 "와! 결국 해냈다!"일 것이다. 또 하루에 먹는 양을 단 500cal로 제한할 수 있다는 사실에 놀라면서 그 목표를 달성한 데 대해 자랑스러움을 느낄 것이다. 그리고 배가 고프지 않거나 적어도 평소보다 더 심하게 배가 고프지는 않다는 사실도 깨닫게 된다.

며칠 지나지 않아 공복감이 상상했던 것만큼 그렇게 압도적인 힘이 아니라는 사실도 느끼기 시작한다. 공복감이라는 괴물을 이기는 자신의 능력에

체중이 얼마나 줄어들까?

체지방 감소에 따르는 체중감량치를 추정하면 1주일 동안 체중이 얼마나 줄지 예상할 수 있다. 하지만 다이어트를 시작한 첫 주에는 특히 수분이 몇 킬로그램 정도 빠지고 또 시간이 흐르면서 줄어든 체중 가운데 일부는 근육 감소 때문일 수 있다. 하지만 대략적으로 계산해 보면 지방 450g의 칼로리가 3,500cal쯤 되므로 체중을 450g 빼려면 이 정도 양의 칼로리 섭취를 줄여야 한다는 계산이 나온다. 따라서 여러분의 하루 필요 열량이 2,000cal라고 하면 현재 체중을 유지하기 위해서는 30일 동안 60,000cal를 섭취해야 하는 것이다. 한 달 중 15일의 열량 제한일에 필요 열량의 20퍼센트, 즉 400cal만 섭취하게 되면 30일 동안 섭취하는 총 열량은 15 × 2000 + (15 × 400) = 36,000cal가 된다. 따라서 60,000 − 36,000(=24,000) cal가 부족하게 되므로 30일 동안 24,000 ÷ 3,500 = 3.1kg의 지방이 감소한다.

자부심을 느끼게 된다. 이런 깨달음이야말로 부푼 희망과 다시 태어난 듯한 느낌을 안고 '하루 걸러 다이어트'를 계속할 수 있게 해주는 원동력이다.

짧은 시간 안에 음식에 대한 자신의 태도가 바뀐 것을 느낄 수 있다. 심지어 열량 무제한일에도 말이다. 포만감을 느낄 때까지 먹되 다이어트를 시작하기 전에 종종 그랬던 것처럼 과식하는 일은 절대 없다. 실제로 너무 배부른 상태보다는 약간 배가 덜 찬 듯한 느낌을 원하게 된다.

흥미로운 점은 좋아하는 음식도 바뀌기 시작한다는 것이다. "내가 원하는 것은 뭐든지 먹을 수 있어! 하지만 지금 먹고 싶은 건 예전에 생각하던 그런 음식이 아냐"라는 생각이 들기 시작한다. 열량 제한일에 자주 느꼈던 '나쁜' 음식(크리스피 크림Krispy Kreme 도넛 한 상자 같은)을 먹고 싶다는 충동이 열량 무제한일이 되면 희미하게 사라져 버린다. 몇 주가 지나면 자기가 어느새 건강에 좋은 음식, 특히 채소 종류를 골라 먹고 있음을 깨닫게 된다. 이런 변화가 생기는 이유는 아직 명확하게 밝혀지지 않았지만 어쩌면 공급되는 열량이 줄었다는 사실을 몸이 느끼기 시작하면서 영양분이 풍부한 음식을 먹으려는 유전자 프로그램이 가동되는 것인지도 모른다. 그러니까 채소가 매력적인 영양 공급원임을 새삼 깨닫게 되는 것이다. 가능성 있는 또 다른 설명으로는 (다이어트를 시작하고 첫 2주가 지나 다시 정상 음식을 먹기 시작했을 때) 열량 제한일에는 평소보다 배가 고프니까 칼로리 섭취량을 줄이기 위해 채소를 더 많이 먹게 되는데, 그러면서 채소가 다른 '다이어트식'보다 맛이 좋다는 사실을 깨닫게 된다는 것이다. 이유가 무엇이든 간에(첫 2주가 지난 뒤) 열량 제한일뿐만 아니라 열량 무제한일에도 채소 섭취량이 크게 늘어나는 경향이 있다는 것을 알아차리게 될 것이다.

2단계:
평생 지속하는
즐거운 다이어트

♥ 다이어트를 시작하고 2주가 지나면 SIRT1 유전자가 완전히 활성화되어 건강증진 효과를 발휘하게 된다. 진짜 공복감이 어떤 것인지 확실히 깨닫게 되고 격일로 열량 섭취를 제한하는 다이어트의 장점을 직접 느낄 수 있다. 체중도 벌써 어느 정도 줄고 평소보다 활기찬 기분을 느낀다. 알레르기나 천식, 관절염 등을 앓았던 사람은 증상이 완화되는 것이 눈에 보이기 시작할 것이다.

원하는 체중감량 목표가 얼마인지에 따라 다르기는 하지만, 이제 정상적인 음식을 먹기 시작하고 열량 제한일에 섭취하는 칼로리도 늘릴 때가 되었다. 하지만 우리 인생에서 벌어지는 대부분의 일들이 그렇듯이 자유가 늘어나면 그만큼 위험도 커진다. 이 경우에 발생할 수 있는 위험은 실제로 먹은 양에 대해 합리화하면서 스스로를 기만하기 시작한다는 것이다. **만약 체중이 더 이상 줄지 않고 멈춘다면 그 이유의 98퍼센트는 열량 제한일에 너무 많은 칼로리를 섭취하기 때문이다.** 일부러 그런다는 말이 아니라, 누구나 무의식적으로

'하루 걸러 다이어트' 성공담

제 남편은 저와 함께 6개월 동안 '하루 걸러 다이어트'를 했습니다. 남편은 20년 전부터 고혈압 증상이 매우 심하다는 진단을 받았고 콜레스테롤 수치도 높았기 때문에 온갖 약물 치료를 다 받았습니다. 7년 전에는 심장마비를 일으키기도 했죠. 의사들은 약을 먹어라, 지방과 나트륨 섭취를 줄여라, 운동을 해라, 살을 빼라 등 늘 똑같은 말만 했습니다.

체중(계속 바뀝니다)이나 식이요법/운동 프로그램(건강을 회복하려고 정말 열심히 했습니다)에 관계없이 남편의 혈압은 늘 측정이 불가능할 정도로 높았습니다. 아무리 약물 치료를 받아도 정상 범위까지 떨어지지 않았죠. 그는 또 갈수록 체중감량을 힘들어했는데 아마 여러 가지 약을 복용하는 것과 관련이 있는 듯 했습니다.

이 다이어트를 시작하고 1주일 만에 남편의 혈압이 우리가 지금까지 본 중에서 가장 낮은 선으로 떨어졌습니다. 그것도 적정 혈압 범위 안으로요! 축하하는 뜻에서 점심으로 버거 콤보를 먹고 난 뒤에도 혈압은 그대로였습니다! 아무래도 무슨 실수가 있었던 게 분명하다고 확신한 우리는 그 이후로 빈번하게 혈압을 재서 확인했습니다. 그런데 꾸준히 낮은 수치를 기록하더군요. 남편은 이제 체중도 9kg이나 줄었고 전보다 훨씬 만족스러운 기분으로 생활하고 있습니다. 당연히 우리 모두 이런 결과에 기뻐하고 있고요. 아마 이제 의사와 약을 끊는 문제를 상의해봐야 할 듯합니다. – G. M.

자기가 먹는 실제 양을 과소평가하는 경향이 있다는 뜻이다.

앞서 말한 다이어트 일기를 꾸준히 쓰면서 열량 제한일에 먹은 음식을 꼼꼼히 적어놓으면 성공할 수 있다. 그러나 체중이 더 이상 줄지 않거나 1주일에 500g 이하로 줄어드는 경우에는 열량 무제한일에 먹는 음식도 기록하기 시작해야 한다. 우리 목표는 격일 열량 섭취 제한의 자유를 계속 누리면서 다이어트에 실패하지 않는 것이다. 다이어트 일기를 쓰면 처음의 열정을 유지하고 꾸준히 다이어트를 계속할 수 있는 의욕을 얻게 된다.

체중을 재야 할 때와 재지 말아야 할 때

체중은 날마다 오르락내리락하기 때문에 1주일에 한 번 이상 체중을 재서는 안 되며 열량 제한일이 지난 다음날 아침에 재야 한다. 그러니까 다이어트 7일째가 아닌 6일째나 8일째에 재라는 말이다. 열량 무제한일과 제한일 사이에 체중이 1.5~2kg씩 차이가 나기도 한다. 이런 차이가 나는 이유는 음식에 함유된 수분과 체내에 남아 있는 수분 양 때문이다. 이것은 여러분의 '진짜' 체중을 반영하지 못한다. 체중을 너무 자주 재거나 열량 무제한일이 지난 뒤에 체중을 재면 쓸데없는 불안과 좌절감을 느껴 다이어트가 수포로 돌아가기 쉽다.

열량 무제한일에 섭취하는 칼로리 조절

열량 제한일에 섭취하는 칼로리가 적을수록 다이어트 성공 확률이 높은 것은 당연한 일이다. 특히 여러분의 목표가 단순히 현재 체중을 유지하는 것이 아니라 체중을 줄이는 동시에 건강을 증진하는 것이라면 더욱 그렇다. 시작 단계가 끝나고 다시 진짜 음식을 먹기 시작한 이후에도 열량 제한일에 섭취하는 칼로리를 계속 정상치의 20퍼센트 이하로 유지한다면 놀라운 결과가 나올 것이다. 그리고 실제로 많은 사람들이 아무 어려움 없이 이렇게 하고 있다. 하지만 어떤 이들에게 있어 정상 칼로리의 20퍼센트는 장기적으로 지키기에(모든 다이어트의 성공 열쇠는 장기적으로 꾸준히 하는 것이다) 너무 제약이 심하다. 이런 사람들은 적어도 1주일에 한 번 정도 정상치의 20퍼센트만 먹으면서 느낌이 어떤지 살피는 것이 좋다. 지키기가 너무 힘들거나 불편하면 25~35퍼센트로 늘리면 된다.

이 범위 안에서는 식욕을 만족시키는 맛있는 음식을 먹을 수 있다. 다이어트를 시작하고 처음 2주만큼 박탈감이 크지 않기 때문에 다이어트를 계속할 가능성이 높다. 나는 최대한 현실적이고 싶다. 만약 여러분이 지금까지 하다가 포기한 다른 다이어트처럼 이 다이어트를 하면서도 박탈감을 심하게 느낀다면 계속하기 어려울 것이다. 그러니 여러분이 오랫동안 참고 견딜 수 있다고 생각되는 수준에서 최대한 적은 칼로리를 섭취하라고 권하는 것이다.

나 개인적으로도 가끔 30퍼센트 선까지 낮출 때도 있지만 평소에는 이틀에 한 번씩 정상 섭취량의 약 50퍼센트를 먹으며 지내는데 이는 두 가지 이유 때문이다. 열량 섭취를 이 정도만 제한해도 SIRT1을 활성화하는 데 충분해 상당한 건강증진 효과를 볼 수 있고, 내 몸에 가장 무리가 없으면서도 체중이 불지 않는 수준이기 때문이다. 대부분의 사람들처럼 나도 지금 몸무게에서 몇 kg만 더 뺐으면 좋겠다는 생각을 늘 하지만, 여기서 살을 더 뺀다 한들 그 체중을 오랫동안 유지할 수 없기 때문에 그냥 50퍼센트 수준에 머물기로 결심했다.

나는 개심한 탈억제자였다가 다시 타락한 자라고 할 수 있다. 탈억제자란 보통 먹는 것을 좋아하고 스스로를 '대식가'라고 일컬으면서 사내다움을 뽐내는 이를 말한다. 이와 반대로 외모 때문에 항상 체중에 신경 쓰는 젊은 여자들은 '억제자'라고 부른다. 나는 요즘처럼 먹을 것이 풍부한 환경에서 탈억제자로 살아가는 것이 얼마나 위험한 일인지 깨달았지만 타고난 기질상 과식하는 경우가 많기 때문에 이틀에 한 번은 칼로리 섭취량을 제한해야 겨우 체중이 느는 것을 막을 수 있다.

앞서 라부신과 그 동료들의 연구에서, 날마다 필요 열량의 75퍼센트만 먹으면 SIRT1이 중재하는 열량 제한 메커니즘이 활성화된다는 것이 밝혀졌듯이, 우리 연구팀도 '하루 걸러 다이어트'를 하면서 이 정도 수준의 열량 공급 제한을 36시간만 지속하면 더 적은 양을 먹을 때처럼 격렬한 반응은 나타나지 않겠지만 SIRT1을 활성화하는 데는 충분하다고 생각한다.

균형 유지의 문제

'다이어트 피로'를 예방하기 위해서뿐만 아니라 신진대사 속도가 느려지는 것을 막기 위해서라도 이틀에 한 번은 정상적인 식사를 해야 한다.

대개의 경우 체중을 감량하면 다음과 같은 3가지 일이 벌어진다.

- 일반적인 체중감량 과정(매일 다이어트를 하는 경우)에서는 다이어트를 시작하고 며칠만 지나면 신진대사 속도가 15퍼센트 정도 느려지며 체중감량을 계속하는 동안에는 계속 그 수준에 머문다.
- 체중감량을 중단하면 신진대사 속도가 안정되지만 보통 사람의 경우 신진대사율이 장기적으로 3~4퍼센트 정도 감소한다는 증거가 있다.
- 체중이 줄면 신진대사율이 감소하지 않더라도 체중 유지에 필요한 칼로리가 적어진다. 체중이 덜 나가면 그만큼 소모하는 열량도 줄어드니 이는 명백한 사실이다.

체중이 덜 나가면 그만큼 덜 먹어야 체중이 늘지 않는다는 사실을 바꿀 수 있는 다이어트는 세상에 없다. 하지만 '하루 걸러 다이어트'를 하면 적어도 다른 다이어트를 할 때처럼 신진대사율이 감소하는 것은 막을 수 있다. 날마다 열량 섭취를 제한하는 것이 아니기 때문에 몸이 이것을 '굶주림'(이런 경우 신진대사율을 낮춰 칼로리를 보존하고자 하는 메커니즘이 유발된다)으로 인식하지 않아 신진대사 속도가 느려지지 않는 것이다. 이 원리는 지원자들을 대상으로 3주 동안 격일 단식 요법을 시행한 라부신의 연구를 통해서도 증명되었다. 실험 참가자들의 휴식기 신진대사량은 줄지 않았다. 이것도 '하루 걸러 다이어트'의 뛰어난 장점 가운데 하나다.

어떤 일이 잘 풀리면 그것을 더 많이, 더 잘하고 싶다는 유혹이 들게 마련이다. 우리 천식 연구 참가자들도 그런 생각이 들었기에 열량 무제한일에도 섭취 칼로리를 약간씩 줄였다. 여러분도 열량 무제한일에 음식을 덜 먹으면 더 좋은 결과를 얻게 되리라는 생각이 들기 시작할 것이다. 하지만 다시 한 번 말하지만 중요한 것은 균형이다. 신진대사 속도가 느려지거나 날마다 박탈감을 느끼고 싶지는 않을 것이다. 이것은 다이어트 규칙을 지키지 않는 것과 마찬가지이며 결국 이 다이어트는 실패로 끝나고 만다.

그러나 체중을 줄이려면 먹는 양보다 더 많은 칼로리를 소모해야 한다는 사실은 여전히 남아 있다. 따라서 이 다이어트나 다른 다이어트를 통해 신진대사율에 변화가 생겼든 생기지 않았든 간에 체중을 줄이려면 자기 자신을 충분히 다잡아야 한다는 사실을 받아들여야 한다.

유람선 업계에 따르면, 평범한 보통 사람이 1주일 동안 유람선 여행을 할 경우 체중이 3.5kg 정도 늘어난다고 한다. 미국인의 평균 BMI가 26 또는 27이라는 점을 감안할 때, 내 계산에 따르면 이들은 유람선 여행을 즐기는 동안 날마다 평소 칼로리 섭취량의 250퍼센트 정도를 먹은 것이 분명하다.

불가능한 얘기처럼 들리겠지만 사실 그렇지만도 않다. 맛있는 공짜 음식이 끝없이 눈앞에 쌓이는 데다가 평범한 일상에서 벗어나 휴가를 즐기고 있는 상황 아닌가. 게다가 이런 상황이 영원히 계속되지 않으리라는 것도 안다. 여러분도 자제심을 발휘하려는 노력조차 하지 않고 마음껏 먹게 내버려둔다면 엄청나게 많은 양의 음식을 먹을 수 있다는 사실을 인정해야 한다.

이 이야기의 교훈은 '인생은 유람선 여행이 아니다'라는 것이다. 열량 무제한일에도 칼로리 섭취를 제한하라고 말할 생각은 없지만 신중한 태도를 버리고 배가 터질 때까지 먹어서는 안 된다. 인생의 모든 면이 그렇듯이 식탁 앞에서도 균형이 중요하다.

열량 제한일에 먹는 음식

다음에 소개하는 목록은 모든 식품 종류가 다 포함된 최종적인 목록은 아니지만 열량 제한일을 무사히 보내기 위한 첫 걸음을 떼는 데 도움이 될 것이다. 보급판으로 나와 있는 칼로리 안내서나 온라인 칼로리 사이트를 통해 살찔 걱정 없이 맛있게 먹을 수 있는 다른 음식들을 찾아보자.

전분 없는 탄수화물

다음 채소들은 영양가가 풍부하고 항산화물질이 많이 들었으며 포만감을 주고(수분과 섬유질 함량 때문에) 칼로리는 매우 낮다.

월터 월렛 박사의 《하버드 의대가 당신의 식탁을 책임진다》 내용 정리

식품명	양	칼로리
아스파라거스, 데친 것	113g	12
아티초크, 데친 것	113g	50
콩: 그린 빈 또는 왁스 빈	454g	128
청경채, 데친 것	1/2컵	10
브로콜리, 데친 것	꽃 부분만 1/2컵	20
방울다다기양배추, 데친 것	1컵(싹눈 7~8개)	56
양배추, 녹색	잘게 썬 것 1컵	18
당근, 날 것	가늘게 썬 것 1컵	52
콜리플라워, 데친 것	6개	25
가지, 데친 것	깍둑썰기 한 것 1/2컵	14
푸른 채소: 콜라드, 케일, 갓, 순무, 데친 것	1/2컵	25
상추: 버터헤드, 보스턴, 빕브	잘게 썬 것 1컵	7
버섯, 날 것	통째로 1컵	24
오크라, 데친 것	얇게 썬 것 1/2컵	26
꼬투리 완두, 데친 것	1/2컵	34
피망: 녹색, 붉은색, 노란색, 오렌지색, 날 것	가늘게 썬 것 1/2컵	25
시금치, 데친 것	1컵	36
청둥호박(늙은 호박), 찐 것	1/2컵	15
토마토, 날 것	중간 크기 1개	33
애호박, 데친 것	얇게 썬 것 1/2컵	9

기름기 없는 순수한 단백질

단백질을 약간 먹으면 포만감이 더 오래 간다.

닭 가슴살		
껍질을 벗기고 뼈를 발라낸 닭 가슴살, 삶은 것	113g	186
달걀흰자	큰 것 2개	33
생선		
대구	익힌 것 113g	119
가자미	익힌 것 113g	133
연어	익힌 것 113g	233
도미	익힌 것 113g	145
황새치	익힌 것 113g	145
참치	익힌 것 113g	209
갑각류		
게	익힌 것 113g	116
바닷가재	익힌 것 113g	111
새우	익힌 것 113g	112
두부, 부드럽고 단단한 것	1조각	52
칠면조 가슴살		
껍질을 벗기고 뼈를 발라낸 칠면조 가슴살, 구운 것	113g	153

몸에 좋은 지방

건강에 좋든 나쁘든 관계없이 모든 지방은 1큰술당 열량이 100cal나 되므로 열량 제한일에는 아주 소량만 써야 한다.

- 캐놀라유
- 올리브유

- 대두유

열량 제한일의 맛내기와 대용식

종류와 양에 관계없이 원하는 만큼 써도 된다. 음식이 맛있을수록 만족감이 높아질 것이다.

- 말린 허브와 향신료
- 마늘
- 생강, 신선한 것
- 핫소스: 타바스코 또는 우스터 소스
- 저지방 또는 무지방 고형 스프
- 무칼로리 샐러드 드레싱
- 음식이 눌어붙지 않게 해주는 요리용 기름
- 소금과 후추
- 시라타키Shirataki 두부 국수(209쪽 참조)
- 간장(1큰술에 20cal)
- 식초: 발사믹 또는 와인

간식의 유혹

맛있는 간식의 유혹을 뿌리칠 수 있는 사람은 없기에 당장 간식을 먹어야만 살 수 있을 것 같은 순간이 찾아오게 마련이다. 간식을 먹을 때는 양을 조절하는 것이 중요하다. 적은 양만 먹을 때는 칼로리가 높은 음식도 간식으로 괜찮지만 지나치게 많이 먹었다가는 그날의 칼로리 제한선을 넘어버릴 수도 있기 때문이다. 견과류, 견과류 버터, 치즈 같은 경우가 특히 그렇다. 생야채 같은 음식은 칼로리가 낮기 때문에 많이 먹어도 괜찮다. 요즘에는 간식용으로 딱 100cal 분량의 음식을 봉지에 담아 파는 회사들도 있다.

100cal 이하
- 뜨거운 공기로 튀긴 팝콘 3컵
- 호두 조각 7개
- 생 아몬드 10알
- 땅콩 20알
- 피스타치오 25알
- 탈지 우유 1컵
- 저지방 스트링 치즈 30g
- 젤로 Jell-O 무지방 푸딩 1컵
- 커다란 완숙 달걀 1개(콜레스테롤을 줄인 식이요법을 하고 있는 경우에는 제외)
- 땅콩버터 1큰술

50cal 이하

- 생야채 다진 것 1컵
- 블루베리 또는 라즈베리 1/2컵
- 신선한 체리 1/2컵
- 중간 크기 바나나 반 개
- 신선한 살구 3개
- 중간 크기 키위 1개
- 작은 사과 1개
- 포도 15알
- 토마토 주스 3/4컵
- 채소 주스 칵테일 3/4컵
- 멜바 토스트 2조각
- 허시 키세스 Hershey's Kisses 초콜릿 2개

10cal 이하

- 무설탕 젤라틴 디저트 1/2컵
- 샐러리 줄기 1개
- 체리 토마토 3개
- 중간 크기 딜dill 피클 1개

무칼로리

- 커피, 크림이나 칼로리가 있는 감미료를 넣지 않은 것
- 홍차 또는 녹차, 아무 것도 넣지 않은 것
- 다이어트 음료수

궤도에서 벗어나지 않기 위한 열량 제한일 전략

시작 단계(첫 2주)를 완료한 뒤에도 여전히 식사대용식 셰이크를 열량 제한일의 주요 칼로리 공급원으로 사용하고 있다면, 단순히 다음날에 대한 기대감 외에 열량 제한일을 버텨낼 수 있는 방법을 찾으려 할 것이다.

- 하루 한 끼는 셰이크를 먹는다. 그러면 그 한 끼는 음식에 대한 생각을 덜 하게 될 것이다. 먹기도 간편하고 또 아침에 셰이크를 먹으면 그날 하루 먹을 수 있는 칼로리가 얼마나 남았는지 정확히 알 수 있다. 혹은 늘 시간에 쫓겨 가며 점심을 먹는 경우 셰이크를 점심 대용으로 가져가면 뭐든 손에 잡히는 것을 먹거나 좋아하는 패스트푸드 가게에 들르려는 유혹을 뿌리칠 수 있다.
- 기름기 없는 순수한 단백질을 먹는다. 그러면 적은 양으로도 큰 포만감을 얻을 수 있고 포만감도 더 오래 간다. 또 탄수화물을 먹었을 때처럼 혈당이 치솟거나 미치도록 단 음식이 먹고 싶어지는 일도 없다.
- 계량 도구를 항상 손닿는 곳에 둬서 자기가 먹는 양을 과소평가하거나 크래커

에 땅콩버터를 한 숟가락만 더 바르고 싶다는 유혹이 들지 않게 한다.
- 뭔가 먹을 때마다 그 내역을 적어놓는 등 자신의 칼로리 섭취량을 실제로 기록하기 위한 행동을 취한다. 자기가 먹은 내역을 솔직히 기록하지 못한다면 다이어트에 실패할 가능성이 높다.
- 운동: 격렬한 운동이나 오랜 시간 계속되는 육체 활동은 열량 제한일에 필요한 열량에 영향을 미칠 수 있다. 예를 들어 느린 속도로 1.6km를 달리면(대개 20분쯤 소요된다) 100cal가 연소되므로 열량 제한일에 섭취하는 칼로리를 100cal 더 늘릴 수 있다. 다만 자기가 연소시킨 여분의 칼로리가 얼마나 되는지에 대해 스스로 솔직해야 한다. 따라서 달린 시간이 20분이 안 되거나 1.6km를 다 달리지 않았다면 소비 칼로리를 계산할 때 그것을 셈에 넣어서는 안 된다.

'하루 걸러 다이어트'에 관한 교훈적인 이야기

저는 6개월 넘게 이 다이어트를 하면서 체중을 12kg 가까이 뺐습니다. 제 목표에 도달하려면 아직 10kg을 더 감량해야 하지만요.

비록 체중이 줄어드는 속도가 좀 느려지기는 했지만(대부분의 다이어트가 그렇듯이) 이 다이어트는 여전히 효과가 있습니다. 전체적으로 평균을 내보면 1주일에 500g 정도씩 꾸준히 빠진 셈입니다(건강도 아주 좋아졌고요). 이것은 5주의 휴가 기간 동안 마음껏 먹으면서 저지른 몇몇 '실수'도 포함된 결과입니다. 하지만 이때도 겨우 2kg이 늘었을 뿐이고 다시 다이어트를 시작하자 놀랍게도 단 2주 만에 원상 복귀되었습니다!

다이어트를 하는 동안에는 꾸준히 칼로리 계산기(열량 제한일의 대략적인 칼로리 필요량을 계산하기 위한)를 확인하면서 줄어든 체중에 맞춰 필요 칼로리를 조절하는 것이 중요합니다. 이 다이어트를 시작하고 어느 정도 시간이 지난 뒤부터는 열량 무제한일에 섭취하는 칼로리도 주시하기 시작해야 합니다. 이제 예전처럼 많이 먹고 싶은 생각이 들지 않기 때문에 사실 별로 중요한 문제는 아닙니다. 저의 최신 다이어트 전략은 칼로리 허용치를 최대한 이용하기 위해 열량 제한일에 사용하는 몇 가지 비법을 열량 무제한일에 응용하는 것입니다.

저는 오래도록 지속하기에 가장 쉬운 다이어트가 바로 '하루 걸러 다이어트'라는 것을 몸소 체험했습니다. 이것이야말로 진정한 성공 비결 아니겠습니까? 제가 할 수 있다면, 누구나 할 수 있습니다!

저는 이것을 '다이어트'라고 생각하지 않습니다. 이것은 제가 선택한 하나의 생활양식이며 죽을 때까지 날씬한 몸매를 유지하기 위해서라도 계속 이 방법을 이용할 것입니다.

- J. S.

Part 3
♥
Alternate-Day Diet

영양 Up! 칼로리 Down! 다이어트 레시피

맛있는 다이어트

♥ '열량 제한일'에 식사 대용식 셰이크를 이용하는 첫 2주간의 시작 단계를 마치면, 열량 제한일 식사에 다양한 변화를 주면서 만족감도 느낄 수 있는 음식으로는 무엇이 있는지 알고 싶을 것이다. 앞으로 소개하게 될 여러 가지 다이어트 메뉴와 조리법은 칼로리는 낮으면서 다양한 변화와 만족감을 줄 수 있도록 고안된 것들이다. 재료들은 일반적으로 쉽게 구할 수 있는 것들이며, 조리법 또한 아주 쉽다. 대부분의 주 요리에 생선 또는 닭과 칠면조의 흰 살코기가 들어간다는 사실을 곧 알아차리겠지만 개중에는 채식주의자를 위한 주 요리도 있다. 이런 식품들은 대부분 지방, 특히 포화지방 함량이 낮고 쇠고기 또는 칠면조 및 닭의 다리나 허벅지살(색이 짙은 고기)보다 칼로리도 낮기 때문이다. 연어나 다른 색이 진한 생선은 흰살생선에 비해 대체적으로 지방 함량이 높고 맛이 강하지만 심장을 건강하게 해주는 오메가3 지방산처럼 몸에 좋은 지방도 많이 들어 있다.

요리에 지방 성분이 덜 들어갈 때는, 기름진 음식이 먹고 싶다는 생각이

들지 않을 정도로 맛있게 조리하기 위해 허브나 향신료, 신선한 레몬즙, 기타 풍미를 높이는 재료들을 넣어줘야 한다.

열량 제한일을 위한 요리 가운데 상당수는 열량 무제한일에 먹어도 아주 좋다. 주 요리의 양을 좀 늘리고 채소를 더 추가하고 국수나 밥을 곁들이거나 통곡물 빵 또는 아티잔 스타일 빵(무반죽 발효빵)을 같이 먹으면 된다. 또 열량 무제한일에는 저녁을 먹으면서 와인 한 잔을 곁들일 수도 있고 후식을 먹을 수도 있다.

열량 제한일에 필요한 식재료

필요한 재료를 전부 갖춰두면 열량 제한일에 섭취하는 칼로리에 주의를 기울이기가 더 쉬워진다. 그리고 이렇게 준비를 해두면 지금 있는 재료가 이것뿐이라며 자신을 속일 핑계를 댈 수 없다. 그리고 물론 열량 무제한일에도 이 재료들을 가지고 요리를 할 수 있다.

식료품 저장고

- 콩: 통조림, 말린 콩(일반적인 저염 콩)
- 시리얼: 식이섬유가 풍부하고 설탕 함량이 낮은 것
- 닭 육수: 저염
- 양념 에센스

- 허브와 향신료, 말린 것
- 식사 대용식 음료
- 오트밀, 전통식
- 올리브유: 엑스트라 버진
- 올리브유 요리용 스프레이
- 땅콩버터: 소금이나 설탕을 첨가하지 않은 천연 땅콩버터
- 뜨거운 열로 튀길 수 있는 팝콘
- 샐러드 드레싱: 뉴먼즈 오운 Newman's Own 같은 저지방 드레싱
- 토마토: 통조림
- 채소 주스: 가급적 저염 제품
- 통곡물 제품: 빵, 파스타, 현미

냉장고

- 치즈: 저지방
- 달걀 대용품
- 과일 및 채소
- 허브: 신선한 것
- 우유: 탈지 우유
- 샐러드용 채소 및 기타 샐러드 재료
- 시라타키 두부 국수 (209쪽 참조)

- 두부
- 요구르트: 무지방 요구르트

냉동고

- 닭 가슴살: 되도록이면 개별 포장된 것
- 생선: 되도록이면 개별 포장된 것
- 과일: 무가당
- 새우: 빵가루를 묻히지 않은 날 것
- 채소: 버터나 소스를 뿌리지 않은 것

주방에 갖춰둬야 할 도구

이 책에 소개하는 요리법은 대부분 조리가 매우 쉽고 특별한 도구도 필요 없지만 음식 준비, 특히 저칼로리 음식 준비를 한결 손쉽게 도와주는 몇 가지 도구들이 있다.

- **믹서**: 스무디나 다른 음료를 만들려면 믹서가 필요하다. 또 빵가루를 만들거나 견과류를 다질 때도 사용할 수 있다.
- **접을 수 있는 찜 받침대**: 저렴하면서도 매우 유용한 이 도구를 사용하면 어떤 냄비든 채소를 찌는 통으로 바꿀 수 있다.

- **푸드 프로세서**: 여러 가지 수프를 끓일 때, 특히 크림을 사용하지 않고 재료를 퓨레 상태로 만들어 수프를 걸쭉하게 할 때 꼭 필요하다. 푸드 프로세서는 또한 소스나 딥$_{dip}$에 넣을 재료를 갈거나 고기를 다지거나 반죽을 만드는 데도 매우 유용하다.
- **주방용 저울**: 저울이 있으면 고기, 견과류, 치즈 같은 식품의 분량을 손쉽게 나눌 수 있다.
- **계량컵**: 요리를 할 때 재료 비율을 정확히 재기 위해서 뿐만 아니라 열량 제한일에 자기가 먹는 음식 양을 속이지 않기 위해서라도 액체 계량컵과 고형물 계량컵이 모두 필요하다.
- **계량스푼**: 계량컵과 마찬가지로 조리법을 정확히 따르기 위해서 꼭 필요한 중요한 도구다.
- **눌어붙지 않는 조리 기구**: 눌어붙지 않는 냄비와 팬을 사용하면 채소와 고기를 볶을 때 굳이 기름이나 버터를 사용해 칼로리와 지방분을 높이지 않고도 요리용 스프레이만 약간 뿌리고 요리를 할 수 있다. 음식이 팬에 눌어붙지 않고 설거지 또한 쉽고 빠르다.
- **플라스틱이나 나무로 만든 주걱 및 커다란 숟가락**: 금속제가 아닌 플라스틱이나 나무로 만든 기구를 사용하면 눌어붙지 않는 조리 기구에 흠집이 생기는 것을 막을 수 있다.
- **채소 탈수기**: 샐러드용 야채를 씻어서 물을 빼는 일을 아주 손쉽게 할 수 있다. 채소 탈수기를 사용하는 것이 아삭한 샐러드의 비결이다.

30일 메뉴

♥   다음에 소개하는 메뉴는 열량 제한일을 위한 것이며(열량 무제한일 메뉴는 여러분이 직접 정하면 된다) 이 메뉴를 이용하면 30일 동안 꾸준히 다이어트를 지속할 수 있다. 물론, 열량 제한일에도 선택의 자유는 있다.

- 하루 한 끼는 식사 대용식 셰이크로 대체할 수 있다.
- 자기 일정에 따라 점심과 저녁 메뉴를 서로 바꿔도 상관없다.
- 필요한 경우 메뉴에 추가할 수 있는 저칼로리 간식이 몇 가지 있다. 또 뭔가 씹을 거리가 필요하다면 냉장고에 늘 샐러리나 당근, 오이, 히카마(jicama: 멕시코 감자) 얇게 썬 것, 무, 체리 토마토 같은 생야채를 넣어두고 틈틈이 먹는 것도 좋다(열량 제한일을 위한 보다 자세한 간식거리 아이디어는 166~168쪽 참조).
- 메뉴에 샐러드가 포함되어 있지 않은 경우 한 컵 분량의 각종 채소에 뉴먼즈 오운 같은 저지방 드레싱을 뿌려 먹으면 50cal 미만의 열량으로 신선한 샐러드를 즐길 수 있다.

1 Day   아침: 부드러운 귀리와 베리 (191cal, 191쪽 참조)

점심: 토마토와 구운 파프리카 수프 (159cal, 200쪽 참조)

저녁: 구운 연어와 아스파라거스, 파프리카, 버섯 (248cal, 228쪽 참조)

총 칼로리: 598cal

2 Day   (열량 무제한일): 원하는 음식

3 Day   아침: 식이섬유가 풍부한 통곡물 빵 토스트 1조각과 땅콩버터 1큰술 (154cal)

점심: 아시아식 치킨 누들 수프 (165cal, 207쪽 참조)

저녁: 칠면조와 흰 콩을 넣은 칠리 (210cal, 241쪽 참조)

총 칼로리: 529cal

4 Day   (열량 무제한일): 원하는 음식

5 Day   아침: 카시 7가지 통곡물 프레이크 1컵과 탈지 우유 1/2컵 (225cal)

점심: 달걀 수프 (91cal, 206쪽 참조), 국수를 넣은 그린 샐러드 (100cal, 220쪽 참조)

저녁: 케이퍼와 레몬을 곁들인 송어 요리(226쪽 참조), 브로콜

리 1컵 (260cal)

총 칼로리: 676cal

---

6 Day (열량 무제한일): 원하는 음식

---

7 Day 아침: 브로콜리 프리타타 (126cal, 188쪽 참조)

점심: 각종 해산물을 넣은 묽은 토마토 수프 (231cal, 203쪽 참조)

저녁: 참깨를 뿌려 구운 닭 가슴살을 배추 위에 얹은 요리 (289cal, 239쪽 참조)

총 칼로리: 646cal

---

8 Day (열량 무제한일): 원하는 음식

---

9 Day 아침: 딸기 요구르트 스무디 (234cal, 189쪽 참조)

점심: 베트남식 수프 (206cal, 208쪽 참조)

저녁: 구운 넙치와 체리 토마토 플로렌틴 (159cal, 222쪽 참조)

총 칼로리: 599cal

---

10 Day (열량 무제한일): 원하는 음식

11 Day 아침: 식이섬유가 풍부한 통곡물 잉글리시 머핀 구운 것 반 조각, 땅콩버터 1큰술 (159cal)

점심: 깍둑썰기로 썬 사과와 상추, 오이를 넣은 참치 샐러드 (165cal, 216쪽 참조)

간식: 염소 치즈를 채운 꽃상추와 신선한 토마토 (47cal, 195쪽 참조)

저녁: 이탈리아식 아티초크 하트를 곁들인 닭고기 (217cal, 232쪽 참조)

총 칼로리: 588cal

12 Day (열량 무제한일): 원하는 음식

13 Day 아침: 익힌 귀리 2/3컵, 탈지 우유 1/2컵 (154cal)

점심: 아스파라거스, 당근, 완두콩을 넣은 묽은 수프 (148cal, 205쪽 참조)

염소 치즈를 넣은 수박과 토마토 샐러드 (126cal, 211쪽 참조)

저녁: 타라곤 소스를 뿌린 구운 가리비 (230쪽 참조), 그린 빈 1컵 (225cal)

총 칼로리: 653cal

14 Day (열량 무제한일): 원하는 음식

15 Day 아침: 파이버 원 Fiber-One 또는 올브랜처럼 식이섬유가 풍부한 시리얼 1/2컵, 탈지 우유 1/2컵 (100cal)
점심: 흰 콩과 아티초크 하트를 넣은 샐러드 (276cal, 213쪽 참조)
저녁: 구운 돼지고기 안심과 양파, 파프리카 요리 (173cal, 243쪽 참조)
총 칼로리: 549cal

16 Day (열량 무제한일): 원하는 음식

17 Day 아침: 바나나 라즈베리 스무디 (220cal, 190쪽 참조)
점심: 샐러드 위에 게살 케이크를 올리고 그린 빈과 토마토를 곁들인 요리 (237cal, 221쪽 참조)
저녁: 부드러운 요구르트 소스에 버무린 구운 칠면조 미트볼 (236쪽 참조), 깍지 콩 1컵 (231cal)
총 칼로리: 688cal

18 Day (열량 무제한일): 원하는 음식

19 Day 아침: 익힌 귀리 2/3컵, 탈지 우유 1/2컵 (154cal)
점심: 흰 콩과 채소로 만든 수프 (184cal, 198쪽 참조)
시금치와 쿠스쿠스를 넣은 샐러드 (118cal, 219쪽 참조)
저녁: 타임 머스터드 소스를 얹은 칠면조 커틀릿 (166cal, 238쪽 참조)
총 칼로리: 622cal

20 Day (열량 무제한일): 원하는 음식

21 Day 아침: 파이버 원 또는 올브랜처럼 식이섬유가 풍부한 시리얼 1/2컵, 탈지 우유 1/2컵 (100cal)
점심: 카리브식 검은 콩 수프 (265cal, 202쪽 참조), 히카마와 오렌지, 아루굴라를 넣은 샐러드 (114cal, 218쪽 참조)
저녁: 전자레인지를 이용한 채소를 얹은 생선 요리, 멕시코 식 (176cal, 229쪽 참조)
총 칼로리: 655cal

22 Day (열량 무제한일): 원하는 음식

23 Day 아침: 익힌 귀리 2/3컵, 탈지 우유 1/2컵 (154cal)

점심: 부드러운 콜리플라워 수프 (191cal, 197쪽 참조)

저녁: 파인애플, 파프리카, 양파를 곁들인 닭고기 요리 (236cal, 234쪽 참조)

총 칼로리: 581cal

24 Day (열량 무제한일): 원하는 음식

25 Day 아침: 블루베리 두부 스무디 (240cal, 189쪽 참조)

점심: 이탈리아식 여름 호박 수프 (113cal, 201쪽 참조), 로메인 하트와 버터밀크 드레싱 (73cal, 214쪽 참조)

저녁: 구운 생선과 파파야-파프리카 살사 (182cal, 227쪽 참조)

총 칼로리: 608cal

26 Day (열량 무제한일): 원하는 음식

27 Day 아침: 카시 7가지 통곡물 프레이크 1컵과 탈지 우유 1/2컵 (225cal)

점심: 부드러운 브로콜리 치즈 수프 (212cal, 199쪽 참조)

저녁: 잘게 찢은 닭고기와 채소를 상추 위에 얹은 요리 (174cal, 233쪽 참조)

총 칼로리: 611cal

28 Day   (열량 무제한일): 원하는 음식

29 Day   아침: 채소 오믈렛 (128cal, 187쪽 참조), 식이섬유가 풍부한 통
곡물 빵 1조각 (60cal)
점심: 병아리콩과 시금치를 넣은 샐러드 (183cal, 212쪽 참조)
저녁: 부드러운 생선 타코 (296cal, 225쪽 참조)
총 칼로리: 667cal

30 Day   (열량 무제한일): 원하는 음식

다이어트 레시피

- ♥ 아침식사와 간식
- ♥ 수프
- ♥ 샐러드
- ♥ 주 요리

영양소에 관한 분석

모든 조리법은 푸드 프로세서_{Food Processor} 버전 8.1 소프트웨어 프로그램을 이용해 분석했다. 소금이나 후추처럼 맛을 내기 위한 재료나 사용자가 임의로 선택할 수 있는 재료는 분석에 포함시키지 않았다. 한 조리법 안에서 재료를 선택할 수 있는 경우에는 처음 나온 재료를 분석했다. 해당 조리법으로 만들 수 있는 음식 양이 2~3인분 또는 4~6인분처럼 여러 범위에 걸쳐 있을 때는 앞에 나온 숫자를 사용해 분석했기 때문에, 더 큰 숫자로 나눌 경우 칼로리 함량이나 다른 영양소 수치가 약간 줄어든다.

채소 오믈렛 2인분

이 요리를 아침에 먹고 싶지 않다면 점심이나 가벼운 저녁으로 먹어도 좋다.

- 싱싱한 버섯 다진 것 1/2컵
- 녹색 피망 다진 것 1/2컵
- 소금과 금방 간 후춧가루, 맛내기 용
- 달걀 대용품 1컵
- 로마 토마토, 깍둑썰기로 썬 것

중간 크기의 눌어붙지 않는 팬에 요리용 스프레이를 뿌리고 중간 불에 올려 달군다. 버섯과 피망을 넣고 때때로 저으면서 부드러워질 때까지 5분 정도 익힌다. 소금과 후춧가루로 간을 하고 커다란 그릇에 옮긴 뒤 젖은 종이 타월로 팬을 깨끗이 닦는다.

팬에 다시 요리용 스프레이를 뿌리고 중간 불에서 달군다. 달걀 대용품을 넣고 가운데 부분이 굳기 시작할 때까지 2분 정도 익힌다. 익힌 채소를 오믈렛 위에 올린다. 뒤집개로 오믈렛을 들어올려서 아직 익지 않은 달걀이 팬 가장자리로 흘러가 완전히 익도록 한다. 오믈렛을 반으로 잘라 접시 두 개에 나눠 담고 그 위에 토마토를 뿌린다.

> ○●○ 영양 성분(1인분): 128cal, 단백질 16g, 총 지방 4g, 포화지방 1g, 트랜스지방 0g, 콜레스테롤 1mg, 탄수화물 6g, 식이섬유 1g, 나트륨 227mg

브로콜리 프리타타 2인분

프리타타는 오믈렛과 비슷한 요리지만 두께가 더 두껍기 때문에 그릴에 넣어 윗면을 익히거나 일단 접시에 담았다가 익지 않은 면이 아래로 가게 해서 다시 팬에 올려 익히는 점이 다르다.

- 브로콜리 꽃 부분 1컵, 한 입 크기로 자른 것 • 붉은색 파프리카 다진 것 1/2컵
- 싱싱한 골파의 녹색 잎 부분만 다진 것 2큰술 • 달걀 대용품 1컵
- 매운 고추 소스 약간 • 금방 간 후춧가루, 맛내기 용

냄비에 물을 끓인 후 브로콜리를 넣고 다시 끓이면서 파프리카를 넣는다. 물을 뺀 뒤 차가운 수돗물로 식히면서 그릴을 예열한다. 채소, 골파, 달걀 대용품을 큰 그릇에 넣어 섞고 매운 고추 소스와 후춧가루로 간을 한다. 내열 손잡이가 달린 눌어붙지 않는 작은 팬에 요리용 스프레이를 뿌리고 중간 불에 올려 달군다. 채소와 달걀 섞은 것을 팬에 붓고 달걀 대용품이 굳기 시작할 때까지 4분 정도 익힌다.

팬을 그릴에 넣고 프리타타 윗부분이 완전히 굳을 때까지 3분 정도 익힌다. 익기까지 걸리는 시간이 다를 수 있기 때문에 타지 않도록 주의 깊게 살펴야 한다. 프리타타를 반으로 잘라 접시 두 개에 나눠 담는다.

○●○ 영양 성분(1인분): 126cal, 단백질 17g, 총 지방 4g, 포화지방 1g, 트랜스지방 0g, 콜레스테롤 1mg, 탄수화물 5g, 식이섬유 2g, 나트륨 232mg

딸기 요구르트 스무디 2컵 반 분량

딸기가 달콤하게 잘 익은 경우에는 감미료를 넣을 필요가 없다. 더 달게 하고 싶으면 꿀 1작은술을 넣는다(20cal).

- 싱싱한 딸기 또는 냉동 딸기 잘게 썬 것 1컵
- 무지방 플레인 요구르트 1/2컵 • 탈지 우유 1컵

재료를 전부 믹서에 넣고 부드러워질 때까지 간다.

○●○ 영양 성분(상기 조리법 전체): 234cal, 단백질 15g, 총 지방 1g, 포화지방 0.4g, 트랜스지방 0g, 콜레스테롤 6mg, 탄수화물 42g, 식이섬유 3g, 나트륨 205mg

블루베리 두부 스무디 2컵 반 분량

냉동 과일을 사용하면 스무디가 더 걸쭉해진다. 필요한 경우 원하는 농도가 될 때까지 우유를 더 넣으면 되는데, 탈지 우유를 1큰술 넣을 때마다 칼로리가 약 5cal씩 늘어난다.

- 연두부 1/2컵 • 싱싱한 블루베리 또는 냉동 블루베리 1컵
- 탈지 우유 또는 두유 1/2컵※ • 오렌지 주스 1/2컵

목록에 적힌 순서대로 재료를 믹서에 넣고 부드러워질 때까지 간다.

- 영양 성분(상기 조리법 전체): 240cal, 단백질 11g, 총 지방 4g, 포화지방 0.7g, 트랜스지방 0g, 콜레스테롤 2mg, 탄수화물 41g, 식이섬유 4g, 나트륨 71mg

※ 탈지 우유와 무지방 우유 모두 지방을 완전히 제거한 우유다. 무지방 우유는 칼슘과 비타민 D의 훌륭한 공급원이다.

바나나 라즈베리 스무디 2컵 분량

콩 단백질 파우더를 사용하는 경우 바나나를 더 넣으면 훨씬 부드러운 질감의 음료수가 만들어진다.

- 중간 크기 바나나 반 개, 잘게 썬 것
- 싱싱한 라즈베리 또는 냉동 라즈베리 1/2컵
- 무지방 우유 또는 두유 1컵
- 콩 단백질 파우더 2큰술
- 바닐라 에센스 1/4작은술

바나나와 라즈베리를 믹서에 넣는다. 그 위에 우유, 단백질 파우더, 바닐라를 넣고 부드러워질 때까지 간다.

- 영양 성분(상기 조리법 전체): 220cal, 단백질 22g, 총 지방 1g, 포화지방 0.4g, 트랜스지방 0g, 콜레스테롤 5mg, 탄수화물 32g, 식이섬유 3g, 나트륨 274mg

부드러운 귀리와 베리 1인분

귀리가 오독오독 씹히는 이 달콤한 파르페를 마시면 아침 식사 대신 디저트를 먹는 듯한 기분이 들 것이다.

- 오트밀 2큰술
- 무지방 플레인 요구르트 1/2컵
- 메이플 시럽, 쌀 조청 또는 좋아하는 다른 감미료 1큰술
- 바닐라 에센스 1작은술 또는 계피가루 반 작은술
- 블루베리나 블랙베리나 딸기, 혹은 전부 섞은 것 1/2컵

작고 무거운 냄비에 귀리를 넣고 중간 불에 올려 밝은 갈색이 될 때까지 계속 저으면서 볶는다. 실온에서 식힌다.

요구르트, 메이플 시럽, 바닐라 에센스를 작은 그릇에 담는다. 귀리를 넣고 섞는다. 요구르트 혼합물 절반을 유리 접시에 담고 위에 베리 종류를 절반 얹는다. 똑같은 방법으로 한 층 더 쌓는다.

○●○ 영양 성분(1인분): 191cal, 단백질 7g, 총 지방 1g, 포화지방 0g, 트랜스지방 0g, 콜레스테롤 2mg, 탄수화물 40g, 식이섬유 3g, 나트륨 74mg

레몬 맛 후머스 — Hummus 6인분: 1컵 반 분량

여기에 꼬마 당근이나 브로콜리, 콜리플라워, 혹은 좋아하는 채소를 찍어 먹는다. 밀폐 용기에 담아 냉장고에 넣어두면 최대 3일까지 보관 가능하다.

- 가반조 garbanzo 콩 통조림(약 425g짜리) 1캔, 씻어서 물기를 뺀 것
- 금방 짠 레몬 즙 3큰술 • 금방 강판에 간 레몬 껍질 1큰술
- 마늘 큰 것 2통, 잘게 썬 것 • 참기름 1큰술
- 쿠민 가루 반 작은술 • 치포틀 칠리 chipotle chile 가루 반 작은술
- 코리앤더 가루 반 작은술 • 무지방 플레인 요구르트 1/4컵

재료를 전부 푸드 프로세서에 넣고 부드러워질 때까지 간다. 작은 그릇에 옮겨 담아 뚜껑을 덮고 냉장고에 30분이나 하룻밤 정도 넣어둬 맛이 잘 섞이게 한다.

○●○ 영양 성분(1/4컵): 84cal, 단백질 4g, 총 지방 3g, 포화지방 0g, 트랜스지방 0g, 콜레스테롤 0mg, 탄수화물 11g, 식이섬유 3g, 나트륨 193mg

연어 스프레드 1컵 분량

자연산 연어는 양식 연어에 비해 심장 건강에 중요한 오메가3 지방산을 더 많이 함유하고 있고 환경적으로도 무해하다.

- 연어 통조림(약 170g짜리) 1캔, 가급적 자연산 연어
- 다진 피클 1큰술, 물기를 뺀 것
- 잘게 썬 샐러리 1/4컵
- 무지방 플레인 요구르트 3큰술
- 금방 짠 레몬 즙 1작은술
- 말린 딜 1/4작은술(선택)

중간 크기 그릇에 재료를 전부 넣고 잘 섞일 때까지 치댄다. 이것을 샐러리 줄기에 채우거나 찍어 먹는 소스로 쓰거나 통밀 크래커에 발라 먹는다. 밀폐 용기에 담아 냉장고에 넣어두면 최대 3일까지 보관 가능하다.

○●○ 영양 성분(2큰술): 35cal, 단백질 4g, 총 지방 1g, 포화지방 0.3g, 트랜스지방 0g, 콜레스테롤 12mg, 탄수화물 1g, 식이섬유 0g, 나트륨 140mg

12. 다이어트 레시피

허브를 넣은 말린 토마토 요구르트 딥 1컵 분량

통밀 크래커에 발라 먹거나 생야채를 찍어 먹는 소스로 쓴다. 밀폐 용기에 담아 냉장고에 넣어두면 최대 3일까지 보관 가능하다.

부드럽게 말린 토마토는 딱딱하게 말린 토마토보다 질이 좋다. 봉지를 개봉한 뒤에는 냉장 보관해야 한다.

- 부드럽게 말린 토마토를 굵게 다진 것 2큰술(기름에 절인 토마토는 안 됨)
- 그리스식 무지방 플레인 요구르트 또는 물기를 뺀 요구르트 1컵※
- 파슬리, 바질, 민트, 실란트로, 골파 등 잘게 썬 싱싱한 허브 2큰술
- 매운 고추 소스 약간

토마토를 푸드 프로세서에 넣고 곱게 다진 상태가 될 때까지 간다. 여기에 요구르트를 넣고 잘 섞일 때까지 돌린다. 작은 그릇에 옮겨 담은 뒤 허브와 매운 고추 소스를 넣고 섞는다.

> ○○○ 영양 성분(1/4컵): 30cal, 단백질 3g, 총 지방 0g, 포화지방 0g, 트랜스지방 0g, 콜레스테롤 1mg, 탄수화물 6g, 식이섬유 0g, 나트륨 70mg

※ 요구르트에서 물기를 빼려면 젤라틴이나 다른 안정제를 넣지 않은 무지방 플레인 요구르트 2컵을 커피 필터를 끼운 여과기에 붓는다. 여과기를 물을 받을 그릇 위에 올린 뒤 냉장고에 넣어 하룻밤 동안 놔둔다. 물을 버리고 나면 1컵 분량의 요구르트가 남는다.

염소 치즈를 채운 꽃상추와 신선한 토마토 1인분

굳이 열량 제한일이 아니더라도 훌륭한 오르되브르(애피타이저, 전채)로 이용할 수 있다.

- 벨기에 꽃상추 잎 3장
- 부드러운 저지방 염소 치즈 2큰술※
- 무지방 플레인 요구르트 1큰술
- 금방 간 후춧가루, 맛내기 용
- 깍둑썰기로 썬 싱싱한 토마토 2큰술
- 잘게 찢은 싱싱한 바질 1큰술

꽃상추를 깨끗이 씻은 뒤 물기를 완전히 뺀다. 작은 그릇에 염소 치즈goat cheese와 요구르트를 섞는다. 후추로 간을 한다. 치즈 섞은 것을 나눠 꽃상추 위에 얹고 접시에 예쁘게 담는다. 그 위에 토마토와 바질을 뿌린다.

○●○ 영양 성분(1인분): 47cal, 단백질 2g, 총 지방 6g, 포화지방 1g, 트랜스지방 0g, 콜레스테롤 10mg, 탄수화물 4g, 식이섬유 1g, 나트륨 100mg

※ 물건이 잘 갖춰진 슈퍼마켓이나 치즈 전문 매장에서 저지방 염소 치즈를 찾아보자. 지방을 뺀 것이 전혀 아쉽지 않을 정도의 맛이다.

12. 다이어트 레시피

신선한 멜론 주스 1인분

이 조리법에 코코넛 주스를 약간 넣으면 부드러운 맛이 나면서 칼로리도 20cal 정도밖에 안 늘어난다.

- 캔탈루프 또는 다른 종류의 멜론을 잘게 썬 것 1컵
- 잘게 간 얼음 1/2컵
- 싱싱한 생강 간 것 1/4작은술, 맛내기 용
- 과육이 들어 있는 코코넛 주스 1/4컵※

재료를 전부 믹서에 넣고 퓨레로 만든다.

○●○ 영양 성분(1인분): 77cal, 단백질 1g, 총 지방 0.4g, 포화지방 0g, 트랜스지방 0g, 콜레스테롤 0mg, 탄수화물 18g, 식이섬유 1g, 나트륨 31mg

※ 코코넛 주스는 저지방 음료이며 대개의 경우 그린 코코넛이나 어린 코코넛 안에 들어 있는 부드러운 과육도 약간 포함되어 있다. 이것은 완전히 익은 코코넛 과육으로 만드는 코코넛 밀크와는 다른 것이다. 라틴 아메리카 상점이나 자연 식품을 파는 매장에 가면 캔에 든 코코넛 주스를 살 수 있다. 코코넛 주스를 구할 수 없는 경우에는 같은 양의 물과 코코넛 에센스를 섞어서 대용품을 만들 수도 있다.

부드러운 콜리플라워 수프 2인분: 2컵 반 분량

이 조리법에 들어간 무지방 우유가 만들어내는 감칠맛 나고 부드러운 질감에 깜짝 놀랄 것이다.

- 잘게 썬 양파 1/2컵
- 콜리플라워 1/2개, 꽃 부분만 잘라낸 것
- 염분 함량을 줄인 닭 육수 통조림(약 400g짜리) 1캔
- 탈지 우유 1/2컵
- 소금과 흰 후추, 맛내기 용
- 금방 간 육두구, 맛내기 용
- 잘게 썬 싱싱한 골파, 장식용

중간 크기의 냄비에 양파, 콜리플라워, 육수를 넣는다. 중불에서 팔팔 끓인다. 끓으면 불을 약하게 줄이고 뚜껑을 덮은 뒤 콜리플라워가 부드러워질 때까지 15분 정도 보글보글 끓인다.

수프를 푸드 프로세서에 부어 퓨레로 만든다. 이것을 다시 냄비에 붓고 우유를 넣는다. 뜨거워질 때까지 끓인 뒤 소금, 흰 후추, 육두구로 양념한다. 국자로 떠서 그릇 두 개에 담고 위에 골파를 뿌린다.

> ○●○ 영양 성분(1인분): 191cal, 단백질 16g, 총 지방 4g, 포화지방 2g, 트랜스지방 0g, 콜레스테롤 5mg, 탄수화물 28g, 식이섬유 7g, 나트륨 166mg

12. 다이어트 레시피

흰 콩과 채소로 만든 수프 4인분: 5컵 분량

저지방 요리에 치즈를 잘 활용하기 위해서는, 아주 적은 양만 써도 진한 맛을 낼 수 있는 파마산 Parmesan 치즈처럼 풍미가 강한 치즈를 골라야 한다. 가공 치즈는 절대 쓰면 안 된다. 슈퍼마켓의 치즈 코너에서 파는 플라스틱 통에 든 금방 간 치즈를 사거나 아예 잘라놓은 덩어리를 사서 직접 갈아 쓰면 더 좋다.

- 마늘 큰 것 1통, 다진 것 • 샬롯 shallot 1개, 잘게 썬 것 • 잘게 썬 냉동 채소(순무 잎, 겨자 잎, 콜라드 collard, 시금치 등) 2컵 • 염분 함량을 줄인 닭 육수 3컵
- 카넬리니, 흰 강낭콩, 리마 콩 같은 흰 콩 통조림(약 425g짜리) 1캔, 물을 빼고 잘 헹군 것 • 싱싱한 세이보리 savory 다진 것 1작은술 또는 말린 것 반 작은술
- 소금과 금방 간 후춧가루, 맛내기 용 • 금방 간 파마산 치즈 4큰술, 장식용

커다란 냄비에 요리용 스프레이를 뿌린다. 마늘과 샬롯을 넣고 중불에서 부드러워질 때까지 계속 저으며 익힌다. 채소와 육수를 넣고 팔팔 끓인다. 불을 줄이고 뚜껑을 덮은 뒤 채소가 부드러워질 때까지 15분 정도 부글부글 끓인다. 콩과 세이보리를 넣고 소금과 후춧가루로 간을 한다. 10분 정도 더 끓여서 맛이 잘 어우러지게 한다. 국자로 떠서 수프 그릇 4개에 나눠 담고 그 위에 파마산 치즈를 1큰술씩 뿌린다.

○●○ 영양 성분(1인분): 184cal, 단백질 13g, 총 지방 3g, 포화지방 2g, 트랜스지방 0g, 콜레스테롤 7mg, 탄수화물 27g, 식이섬유 6g, 나트륨 188mg

부드러운 브로콜리 치즈 수프 2인분: 3컵 분량

브로콜리는 칼로리가 낮고 건강을 보호하는 항산화 물질도 풍부하지만 무엇보다 맛이 아주 좋기 때문에 여러분도 이 요리를 좋아하게 될 것이다.

- 잘게 썬 양파 1/2컵
- 싱싱한 브로콜리 또는 냉동 브로콜리 꽃 부분 1컵(약 225g)
- 감자 작은 것 1개(약 115g), 껍질을 벗겨 깍둑썰기로 썬 것
- 염분 함량을 줄인 닭 육수 1/2컵
- 체다 치즈나 멕시칸 블랜드 같은 저지방 치즈 55g
- 소금과 금방 간 후춧가루, 맛내기 용 • 매운 고추 소스 약간

중간 크기의 냄비에 양파, 브로콜리, 감자, 육수를 넣고 중불에서 끓인다. 끓으면 불을 줄이고 뚜껑을 덮은 뒤 브로콜리가 부드러워질 때까지 15분 정도 보글보글 끓인다.

수프를 푸드 프로세서에 붓고 곱게 다진 상태가 될 때까지 가는데 퓨레가 되어서는 안 된다. 이것을 다시 냄비에 붓고 치즈를 넣는다. 불을 켜고 치즈가 녹을 때까지 저어준다. 소금과 후춧가루로 간을 하고 매운 고추 소스를 약간 넣는다. 국자로 떠서 그릇 2개에 나눠 담는다.

○•○ 영양 성분(1인분): 212cal, 단백질 16g, 총 지방 9g, 포화지방 5g, 트랜스지방 0g, 콜레스테롤 27mg, 탄수화물 22g, 식이섬유 5g, 나트륨 186mg

토마토와 구운 파프리카 수프 3인분: 4컵 반 분량

토마토를 익혀 먹으면 날 것으로 먹었을 때는 체내에서 잘 흡수되지 않는 강력한 항산화물질인 리코펜의 효과가 한층 높아진다. 싱싱한 바질을 넣으면 통조림 토마토에서도 정원에서 갓 딴 듯한 맛이 난다.

- 잘게 썬 양파 1/2컵 • 마늘 1통, 다진 것
- 염분 함량을 줄인 닭 육수 통조림(약 400g짜리) 2캔
- 깍둑썰기로 썬 토마토와 과즙 통조림(약 410g짜리) 1캔
- 구운 파프리카 1병(약 340g짜리), 물을 빼고 잘 헹군 것
- 금방 다진 싱싱한 바질 2큰술, 장식용으로 조금 더 준비
- 금방 간 후춧가루, 맛내기 용
- 저지방 또는 무지방 크림치즈 55g

중간 크기의 냄비에 양파, 마늘, 닭 육수 1/2컵을 넣고 중불에서 끓인다. 육수에서 김이 나고 양파가 캐러멜화되기 시작할 때까지 때때로 저으면서 계속 끓인다.(양파를 태우면 쓴 맛이 나므로 주의한다) 남은 육수와 토마토, 파프리카를 넣는다. 뚜껑을 덮고 10분 정도 끓여서 맛이 잘 어우러지게 한다. 불에서 내린 뒤 바질을 넣는다. 후춧가루로 간을 한다.

수프 절반과 준비한 크림치즈 절반을 푸드 프로세서에 넣고 덩어리가 약간 남을 정도로 간다. 퓨레 상태가 되어서는 안 된다. 남은 수프와 치즈를 넣고 이 과정을 반복한다. 수프를 다시 데운 뒤 국자로 떠서 그릇 3개에

나눠 담는다. 남은 바질을 수프에 뿌려 장식한다.

- 영양 성분(1인분): 159cal, 단백질 7g, 총 지방 5g, 포화지방 3g, 트랜스지방 0g, 콜레스테롤 15mg, 탄수화물 24g, 식이섬유 3g, 나트륨 579mg

이탈리아식 여름 호박 수프   3인분: 5컵 반 분량

이렇게 손쉽게 만들 수 있는 음식이 이렇게나 맛있고 또 칼로리까지 낮다니 믿어지는가?

- 노란 여름 호박 큰 것 1개(약 225g), 잘게 썬 것
- 중간 크기 애호박 1개(약 225g), 잘게 썬 것
- 샐러리 줄기 1개, 잘게 다진 것
- 잘게 썬 양파 1/2컵 • 마늘 2통, 다진 것
- 염분 함량을 줄인 닭 육수 통조림(약 400g짜리) 1캔
- 깍둑썰기로 썬 토마토와 과즙 통조림(약 410g짜리) 1캔
- 잘게 썬 싱싱한 오레가노 1작은술 또는 말린 것 반 작은술
- 잘게 썬 싱싱한 바질 2작은술 또는 말린 것 1작은술
- 소금과 금방 간 후춧가루, 맛내기 용
- 금방 간 파마산 치즈 3큰술

중간 크기의 냄비에 치즈를 제외한 모든 재료를 넣고 중불에서 팔팔 끓인

다. 끓으면 불을 줄이고 뚜껑을 덮은 뒤 채소가 부드러워질 때까지 15분 정도 보글보글 끓인다.

수프 2컵 정도를 푸드 프로세서에 붓고 거의 부드럽게 될 때까지 간다. 곱게 간 수프를 팬에 남겨놓은 수프에 다시 붓고 뜨거워질 때까지 가열한다. 국자로 떠서 수프 그릇 3개에 나눠 담고 그 위에 파마산 치즈를 1큰술씩 뿌린다.

○●○ 영양 성분(1인분): 113cal, 단백질 8g, 총 지방 3g, 포화지방 1g, 트랜스지방 0g, 콜레스테롤 6mg, 탄수화물 15g, 식이섬유 5g, 나트륨 358mg

카리브식 검은 콩 수프 3인분: 3컵 반 분량

식이섬유, 엽산, 그리고 안토시아닌 anthocyanin 이라는 항산화물질이 들어 있는 검은 콩은 여러분이 먹을 수 있는 가장 몸에 좋은 식품 가운데 하나다. 할라피뇨를 다질 때는 그 손으로 눈을 문지르지 않도록 주의한다. 고추기름 때문에 눈이 따가울 수 있다.

- 검은 콩 통조림(약 425g짜리) 2캔, 물을 빼고 잘 헹군 것
- 염분 함량을 줄인 닭 육수 통조림(약 400g짜리) 1캔

- 말린 타임 한 줌 • 월계수 잎 1장
- 매운 고추 소스 약간, 맛내기 용
- 잘게 썬 토마토 3큰술 • 잘게 썬 양파 3큰술
- 잘게 다진 할라피뇨 고추 1큰술(선택)

물기를 뺀 검은 콩 1캔과 닭 육수 약간(1/2컵 정도)을 푸드 프로세서에 넣고 퓨레로 만든다. 중간 크기 냄비에 퓨레 상태가 된 콩과 남은 콩, 남은 육수, 타임, 월계수 잎, 매운 고추 소스를 넣고 중간 불에서 끓인다. 불을 줄이고 10분 정도 보글보글 끓여서 맛이 잘 어우러지게 한다.
국자로 떠서 수프 그릇 3개에 나눠 담고 그 위에 토마토, 양파, 할라피뇨 고추(사용할 경우)를 1/3씩 올린다.

◦●◦ 영양 성분(1인분): 265cal, 단백질 17g, 총 지방 3g, 포화지방 0.5g, 트랜스지방 0g, 콜레스테롤 2mg, 탄수화물 40g, 식이섬유 16g, 나트륨 936mg

각종 해산물을 넣은 묽은 토마토 수프 3인분: 5컵 분량

이 해산물 수프를 먹으면 열량 제한일에도 최고의 성찬을 먹는 듯한 기분이 든다.

- 잘게 썬 샬롯 2큰술 • 샐러리 줄기 1개, 잘게 썬 것
- 녹색 또는 노란색 파프리카 반 개, 잘게 썬 것
- 중간 크기의 붉은 감자 1개, 0.8cm 정도로 깍둑썰기 한 것(약 1/2컵)
- 중간 크기의 로마 토마토 2개, 잘게 썬 것(씨를 빼거나 껍질을 벗기지 말 것)
- 월계수 잎 1장 • 말린 타임 1/4작은술 • 매운 고추 소스 넉넉히, 맛내기 용
- 염분 함량을 줄인 닭 육수 4컵 • 드라이한 화이트 와인 1/2컵
- 중간 크기 새우 110g, 껍질을 벗기고 내장을 제거한 것
- 해만 가리비 또는 4등분한 바다 가리비 110g
- 게살 110g, 껍질 벗긴 것 • 잘게 썬 싱싱한 이탈리안 파슬리, 장식용

커다란 냄비에 요리용 스프레이를 뿌린다. 샬롯과 샐러리를 넣고 중간 불에서 익힌다. 때때로 저어주면서 부드러워질 때까지 3분 정도 익히면 된다. 파프리카, 감자, 토마토, 월계수 잎, 타임, 매운 고추 소스, 닭 육수, 와인을 넣고 팔팔 끓인다. 끓으면 불을 줄이고 뚜껑을 덮은 뒤 채소가 부드러워질 때까지 15분 정도 보글보글 끓인다.

새우를 넣고 분홍색이 될 때까지 3분 정도 익힌다. 가리비와 게살을 넣고 가리비가 완전히 익을 때까지 2분 정도 보글보글 끓인다. 월계수 잎을 건져낸다. 국자로 떠서 그릇 3개에 나눠 담은 뒤 파슬리를 위에 뿌린다.

○●○ 영양 성분(1인분): 231cal, 단백질 27g, 총 지방 4g, 포화지방 1g, 트랜스지방 0g, 콜레스테롤 108mg, 탄수화물 16g, 식이섬유 2g, 나트륨 424mg

아스파라거스, 당근, 완두콩을 넣은 맑은 수프 1인분: 2컵 분량

건강을 보호해주는 피토케미컬이 많이 함유된 다양한 채소를 맛있게 먹을 수 있는 방법이다.

- 염분 함량을 줄인 닭 육수 통조림(약 400g짜리) 1캔
- 아스파라거스 4줄기, 1.25cm 길이로 자른 것
- 당근 작은 것 2개, 가로로 얇게 썬 것(약 1/2컵)
- 냉동 완두콩 1/2컵
- 싱싱한 민트 잎 4장 또는 싱싱한 딜 1작은술

작은 냄비에 육수를 넣고 중간 불에서 끓인다. 채소를 넣고 다시 끓인다. 끓으면 불을 줄이고 뚜껑을 덮은 뒤 채소가 부드러워질 때까지 10분 정도 보글보글 끓인다.

민트 잎을 겹친 뒤 가로로 가늘게 썬다. 수프를 그릇에 담고 민트를 위에 뿌린다.

○●○ 영양 성분(1인분): 148cal, 단백질 10g, 총 지방 3g, 포화지방 1g, 트랜스지방 0g, 콜레스테롤 7mg, 탄수화물 21g, 식이섬유 6g, 나트륨 310mg

달걀 수프   2인분: 2컵 반 분량

음식점에서 나오는 달걀 수프는 나트륨 함량이 엄청나게 높을 수 있다. 집에서 직접 만들면 나트륨 과다 섭취 문제도 없고 만들기도 쉽다.

- 염분 함량을 줄인 닭 육수 통조림(약 400g짜리) 1캔 • 싱싱한 생강 2조각, 껍질 벗긴 것 • 단단한 두부 115g, 깍둑썰기 한 것(약 1/2컵) • 팩에 든 어린 시금치 잎 또는 잘게 썬 배추 1컵 • 가볍게 휘저은 달걀흰자 2개 또는 달걀 대용품 1/2컵
- 잘게 썬 파 또는 골파 2큰술 • 스리라차 Sriracha 소스(매운 고추 소스), 맛내기 용※
- 소금과 금방 간 후춧가루, 맛내기 용

중간 크기의 냄비에 육수와 생강을 넣고 중간 불에서 끓인다. 두부와 시금치를 넣고 시금치가 부드러워질 때까지 2분 정도 익힌다. 불을 줄여 수프가 보글보글 끓는 상태에서 달걀흰자를 천천히 부으며 계속 저어준다. 불에서 내린 뒤 파를 넣는다. 스리라차 소스, 소금, 후춧가루로 간을 한다. 생강은 빼내고 국자로 떠서 그릇 2개에 나눠 담는다.

○●○ 영양 성분(1인분): 91cal, 단백질 11g, 총 지방 4g, 포화지방 1g, 트랜스지방 0g, 콜레스테롤 3mg, 탄수화물 4g, 식이섬유 0g, 나트륨 170mg

※ 스리라차 소스는 타이에서 사용하는 아주 매운 소스의 총칭으로, 곱게 간 고추와 식초, 마늘, 설탕, 소금으로 만든다. 자신이 어느 정도 매운 맛을 좋아하는지 알기 전까지는 조심해서 사용해야 한다. 뚜껑을 개봉한 뒤에는 냉장 보관해야 한다.

아시아식 치킨 누들 수프 3인분: 5컵 반 분량

저탄수화물 식품인 시라타키 두부 국수를 사용하면 일반적으로 탄수화물 함량이 높은 이 수프가 색다른 풍미와 질감으로 미각을 자극하는 새로운 음식으로 바뀐다.

- 염분 함량을 줄인 닭 육수 4컵
- 잘게 썬 애호박 1컵
- 잘게 썬 붉은색 또는 노란색 파프리카 1컵
- 파 4줄기, 1.25cm 길이로 자른 것
- 익힌 닭 가슴살 170g, 한 입 크기
- 시라타키 두부 국수 1팩(약 225g), 물을 뺀 뒤 한 입 크기로 자른 것, 제품 포장지에 적힌 안내문에 따라 조리한 뒤 다시 물을 뺀다(213쪽 참조).
- 소금과 금방 간 후춧가루, 맛내기 용 • 매운 고추 소스, 맛내기 용

국수와 양념을 제외한 모든 재료를 냄비에 넣고 중간 불로 끓인다. 끓으면 불을 줄이고 뚜껑을 덮은 뒤 채소가 부드러워질 때까지 10분 정도 보글보글 끓인다. 국수를 넣고 다시 끓인다. 소금, 후춧가루, 매운 고추 소스로 간을 한다. 국자로 떠서 그릇 3개에 나눠 담는다.

○●○ 영양 성분(1인분): 165cal, 단백질 22g, 총 지방 4g, 포화지방 2g, 트랜스지방 0g, 콜레스테롤 49mg, 탄수화물 10g, 식이섬유 3g, 나트륨 195mg

베트남식 수프 2인분: 4컵 분량

싱싱한 실란트로의 강렬한 풍미가 이 아시아식 수프에 신선한 자극을 더한다.

- 염분 함량을 줄인 닭 육수 3컵
- 레몬그라스 1줄기, 으깬 것※
- 잘게 썬 배추 또는 청경채 잎 1컵
- 당근 작은 것 1개, 길고 가늘게 썬 것
- 익힌 닭 가슴살 115g, 잘게 찢은 것(2/3컵)
- 잘게 썬 싱싱한 바질 잎 2큰술, 가급적 타이 바질
- 싱싱한 실란트로 잎 2큰술
- 파 2줄기, 2.5cm 길이로 어슷하게 썬 것
- 다진 할라피뇨 또는 세라노serrano 고추 1큰술, 맛내기 용

중간 크기의 냄비에 육수와 레몬그라스를 넣고 중간 불에서 끓인다. 배추, 당근, 닭고기를 넣는다. 채소가 부드러워질 때까지 2분 정도 끓인다. 레몬그라스를 꺼낸다. 국자로 떠서 그릇 2개에 나눠 담고 그 위에 바질, 실란트로, 파를 절반씩 얹는다. 고추를 넣어 맛을 낸다.

> 영양 성분(1인분): 206cal, 단백질 27g, 총 지방 45g, 포화지방 2g, 트랜스지방 0g, 콜레스테롤 54mg, 탄수화물 16g, 식이섬유 5g, 나트륨 240mg

※ 레몬그라스는 아랫부분 7~10cm 정도만 사용할 수 있으며 고기 망치를 이용해 으깬다. 농산물 코너에서 레몬그라스와 다른 싱싱한 허브를 찾아보자. 레몬그라스를 구할 수 없을 때는 레몬 껍질 조각을 대신 사용해도 비슷한 맛을 낼 수 있다.

곤약과 시라타키 두부 국수

곤약 감자로 만드는 곤약은 중국과 일본에서 2천 년 전부터 먹어온 얌$_{yam}$의 일종이다. 곤약의 화학 구조를 살펴보면 소화가 안 되는 수용성 식이섬유가 매우 긴 사슬 형태를 이루고 있는데, 위장관을 지나는 동안에도 형태가 거의 변하지 않고 칼로리도 함유되어 있지 않다. 또 당분 흡수 속도를 늦추기 때문에 식후 인슐린 반응이 최대 50퍼센트 정도 감소된다.

곤약 감자로 가루를 낸 뒤 다양한 국수나 떡 같은 형태로 만든다. 국수에서는 약간 비린내가 나기도 하지만 양념을 섞으면 냄새가 사라진다. 하지만 쌀알 모양이나 동그란 모양의 국수로 만든 경우 외에는 꽤 질긴 편이기 때문에 어떤 이들은 그 씹히는 느낌을 싫어하기도 한다. 곤약은 포만감을 주는 데 더할 나위 없이 좋기 때문에 나는 종종 수프에 곤약을 넣어서 양과 포만감을 늘리곤 한다. 시라타키 두부 국수는 두부와 곤약을 섞어서 만든 것이다. 곤약보다 칼로리가 높기는 하지만(225g에 40cal) 비린내가 나지 않고 질긴 느낌이 훨씬 덜하다. 원래 아무 맛도 안 나 함께 요리한 재료의 맛을 그대로 빨아들이기 때문에 어떤 수프나 파스타 소스, 찜 요리에도 다 사용할 수 있다. 국수는 물과 함께 비닐봉지에 담아서 팔기 때문에 냉장 보관해야 한다. 207, 220, 246, 249쪽에 시라타키 두부 국수를 사용한 요리법이 소개되어 있다.

주디가 추천하는 열량 제한일 샐러드 4~6인분

영양가가 풍부하고 항산화물질이 듬뿍 들어 있으면서도 칼로리가 낮은 이 샐러드는 꼭꼭 많이 씹어야 하기 때문에 먹는 데 시간이 오래 걸린다. 덕분에 음식을 아주 많이 먹은 듯한 느낌이 든다!

- 잘게 찢은 로메인 상추 1컵 • 각종 샐러드용 채소 1컵
- 잘게 썬 파 1컵 • 얇게 썬 버섯 1컵
- 깍둑썰기로 썬 녹색 및 붉은색 피망 1컵
- 알파파 또는 클로버 싹 1컵 • 숙주 1컵
- 얇게 썬 당근 1컵 • 굵게 썬 샐러리 1컵
- 잘게 찢은 어린 청경채 1컵 • 얇게 썬 통조림 마름 1/2컵
- 싱싱한 아스파라거스 6줄기, 1.25cm 길이로 자른 것
- 마리네이드에 절인 아티초크 하트 3개, 물기를 빼고 얇게 썬 것
- 완숙 달걀흰자 2개, 다진 것 • 레몬 즙 또는 발사믹 식초, 드레싱 용

필요한 모든 재료를 잘 씻어서 물기를 뺀다. 커다란 그릇에 재료를 전부 넣은 뒤 드레싱 없이 잘 섞는다.
먹기 직전에 신선한 레몬 즙(1큰술에 4cal)이나 발사믹 식초(1큰술에 10cal)를 뿌린다.

○●○ 영양 성분(드레싱 제외): 93cal, 단백질 7g, 총 지방 1g, 포화지방 0g, 트랜스지방 0g, 콜레스테롤 0mg, 탄수화물 17g, 식이섬유 0g, 나트륨 120mg

염소 치즈를 넣은 수박과 토마토 샐러드 1인분

이상한 조합처럼 보일지 모르지만 한 번 먹어보면 홀딱 반할만한 맛이다.

- 각종 샐러드용 채소 2컵
- 로마 토마토 1개, 4등분한 것
- 깍둑썰기로 썬 수박 6조각(사방 2.5cm)
- 저지방 염소 치즈 2큰술, 으깬 것
- 뉴먼즈 오운 같은 저지방 발사믹 비네그레트 드레싱 2큰술

접시에 채소를 예쁘게 담는다. 그 위에 토마토, 수박, 염소 치즈를 올린다. 비네그레트 드레싱을 흩뿌린다.

○●○ 영양 성분(1인분): 126cal, 단백질 5g, 총 지방 6g, 포화지방 2g, 트랜스지방 0g, 콜레스테롤 7mg, 탄수화물 14g, 식이섬유 3g, 나트륨 400mg

※ 응용 방법: 겨울에는 수박 대신 허니듀 멜론이나 캔탈루프를 사용할 수도 있다.

병아리콩과 시금치를 넣은 샐러드 2인분

가반조 콩이라고도 부르는 이 콩은 맛이 매우 좋으며 건강에도 좋다.

- 익히거나 소금을 넣지 않은 콩 통조림 1컵, 물을 빼고 잘 헹군 것
- 좋아하는 저지방 비네그레트 드레싱 1/4컵
- 잘게 다진 마늘 1작은술
- 소금과 금방 간 후춧가루, 맛내기 용
- 어린 시금치 잎 3컵
- 로마 토마토 2개, 쐐기꼴로 썬 것
- 붉은 양파 반 개, 고리 모양으로 가로썰기 한 것

커다란 그릇에 콩을 넣고 비네그레트 드레싱과 마늘로 버무린다. 소금과 후추로 간을 한다. 절반 분량의 시금치를 넣고 잘 섞는다. 남은 시금치와 토마토를 다 넣고 다시 섞는다. 샐러드를 접시 두 개에 나눠 담고 위에 고리 모양으로 썬 양파를 얹는다.

영양 성분(1인분): 183cal, 단백질 9g, 총 지방 5g, 포화지방 0.4g, 트랜스지방 0g, 콜레스테롤 0mg, 탄수화물 27g, 식이섬유 8g, 나트륨 351mg

흰 콩과 아티초크 하트를 넣은 샐러드 2인분

아티초크 하트를 절인 마리네이드로 샐러드 드레싱을 만든다. 이보다 더 간편할 수 있을까? 열량 무제한일에는 샐러드 위에 드레싱을 2큰술씩 뿌려도 된다.

- 마리네이드에 절인 아티초크 하트 1병(약 170g)
- 카넬리니 또는 다른 종류의 흰 콩 통조림(약 425g짜리) 1캔, 물을 빼고 잘 헹군 것
- 커다란 로마 토마토 1개, 깍둑썰기로 썬 것 • 샐러리 줄기 1개, 깍둑썰기로 썬 것
- 싱싱한 바질 다진 것 1큰술 또는 말린 것 1작은술
- 금방 간 후춧가루, 맛내기 용 • 각종 샐러드용 야채 3컵

아티초크 하트의 물을 뺀 뒤 마리네이드는 버리지 말고 잘 둔다. 아티초크 하트를 4등분해서 커다란 그릇에 담는다. 그릇에 콩, 토마토, 샐러리를 넣고 부드럽게 섞는다. 바질과 마리네이드 1큰술을 넣는다. 후춧가루로 간을 한 뒤 부드럽게 섞는다. 실온에 30분 정도 놔둬서 맛이 잘 배게 하거나 뚜껑을 덮어 냉장고에 넣고 8시간 정도 둔다. 냉장 보관한 경우에는 먹기 전에 상온에 잠시 꺼내둬야 한다. 샐러드를 접시 2개에 나눠 담고 위에 아티초크와 콩을 섞은 것을 얹어 식탁에 낸다.

○●○ 영양 성분(1인분): 276cal, 단백질 13g, 총 지방 6g, 포화지방 0g, 트랜스지방 0g, 콜레스테롤 0mg, 탄수화물 46g, 식이섬유 14g, 나트륨 807mg

로메인 하트와 버터밀크 드레싱 2인분

이 샐러드를 맛있게 만드는 비결은 아삭하고 시원한 상추다. 상추를 반으로 잘라 잘 씻은 뒤 물기를 빼고 비닐봉지에 넣어 먹기 전에 최소 1시간 이상 냉장고에 보관한다.

드레싱 재료:
- 저지방 버터밀크 5큰술 • 무지방 마요네즈 2큰술 • 디종 머스터드 반 작은술
- 마늘 1통, 다진 것 • 싱싱한 딜 1작은술 또는 말린 것 1/4작은술
- 소금과 금방 간 후춧가루, 맛내기 용

샐러드 재료:
- 로메인 하트 1개, 세로로 반 자른 것 • 로마 토마토 2개, 깍둑썰기로 썬 것(씨를 빼거나 껍질을 벗기면 안 되지만 물기는 약간 제거한다) • 깍둑썰기로 썬 달콤한 양파 1/4개 • 저지방 페타 치즈 2큰술

그릇에 드레싱 재료를 모두 넣고 휘저어서 잘 섞는다. 뚜껑을 덮고 냉장고에 30분 이상 혹은 밤새도록 둬서 맛이 잘 배게 한다.

접시 2개에 반으로 자른 상추를 예쁘게 담는다. 드레싱을 1/4씩 뿌린다. 토마토, 양파, 치즈를 얹고 드레싱을 더 뿌려서 맛을 좋게 한다.

◦•◦ 영양 성분(1인분): 73cal, 단백질 5g, 총 지방 2g, 포화지방 1g, 트랜스지방 0g, 콜레스테롤 4mg, 탄수화물 12g, 식이섬유 3g, 나트륨 284mg

브로콜리를 이용한 여름용 샐러드 3인분

브로콜리를 데치면 날 것이 아닌데도 여전히 아삭하면서 부드러워진다.

- 브로콜리 꽃 부분 1컵
- 노란색 또는 오렌지색 파프리카 1/4컵, 씨를 제거하고 깍둑썰기로 자른 것
- 잘게 썬 붉은 양파 2큰술
- 잘게 썬 애호박 1/2컵
- 체리 토마토 또는 그레이프 토마토 1컵, 2등분한 것
- 말린 바질 2작은술
- 말린 오레가노 1작은술
- 저지방 랜치 드레싱 1/4컵
- 저지방 페타 치즈 으깬 것 3큰술
- 소금과 금방 간 후춧가루, 맛내기 용

냄비에 물을 붓고 소금을 조금 넣어 끓인다. 그릇에 얼음물을 채운다. 끓는 물에 브로콜리를 넣어 데친다. 데친 브로콜리의 물을 빼고 얼음물에 넣어 식힌다. 다시 물을 뺀 뒤 데친 브로콜리를 커다란 그릇에 담는다. 파프리카, 양파, 애호박, 토마토, 바질, 오레가노를 넣는다. 드레싱과 치즈를 뿌리고 가볍게 섞는다. 맛을 보고 필요하면 소금과 후춧가루로 간을 한다.

○●○ 영양 성분(1인분): 112cal, 단백질 4g, 총 지방 7g, 포화지방 2g, 트랜스지방 0g, 콜레스테롤 15mg, 탄수화물 8g, 식이섬유 3g, 나트륨 274mg

깍둑썰기로 썬 사과와 상추, 오이를 넣은 참치 샐러드 2인분

사과를 넣으면 이 맛있는 참치 샐러드에 새콤하고 아삭한 맛이 더해진다.

- 무지방 마요네즈 2큰술
- 무지방 플레인 요구르트 1큰술
- 금방 짠 라임 즙 1큰술
- 그래니 스미스 Granny Smith 사과 작은 것 1개, 껍질을 벗기지 말고 깍둑썰기로 썬 것
- 깍둑썰기로 썬 샐러리 1/2컵
- 잘게 썬 파 1/4컵(녹색 잎 부분만)
- 기름 대신 물에 담근 날개정어리 통조림(약 170g) 1캔, 물기를 뺀 것
- 버터 상추 또는 붉은색이나 녹색 상추 잎 6장
- 오이 반 개, 껍질을 벗기고 쐐기꼴로 썬 것

중간 크기의 그릇에 마요네즈, 요구르트, 라임 즙을 넣고 섞는다. 사과, 샐러리, 파, 참치를 넣는다. 가볍게 버무리며 잘 섞는다.

접시 2개에 상추 잎을 깐다. 샐러드를 양쪽 접시에 나눠 담고 오이로 장식한다.

○●○ 영양 성분(1인분): 165cal, 단백질 23g, 총 지방 1g, 포화지방 0g, 트랜스지방 0g, 콜레스테롤 26mg, 탄수화물 17g, 식이섬유 3g, 나트륨 429mg

풋콩과 그린 빈 샐러드 2인분

풋콩은 싱싱한 대두를 말하는데 깍지를 벗겨서도 팔고 깍지채로도 판다. 껍질 벗긴 풋콩과 그린 빈(아리코 베르haricots verts라고도 부른다)을 냉동실에 항상 구비해두면 이 샐러드를 만들 수도 있고 볶음 요리를 할 때 넣어도 좋다.

- 껍질을 벗긴 냉동 풋콩 1컵 • 그린 빈(아리코 베르) 2컵, 싱싱한 것 또는 냉동
- 샐러리 줄기 1개, 얇고 어슷하게 썬 것 • 잘게 찢은 로메인 상추 2컵
- 뉴먼즈 오운 같은 시중에서 파는 참깨 생강 비네그레트 1/4컵

냄비에 물을 붓고 소금을 조금 넣어 끓인다. 얼음물을 담은 그릇을 준비한다. 풋콩과 그린 빈을 끓는 물에 넣고 그린 빈이 아삭하면서도 부드러워질 때까지 4~6분 정도 끓인다. 물을 빼고 얼음물에 넣어 더 이상 익는 것을 막는다. 그런 뒤 완전히 물을 뺀다. 중간 크기의 그릇에 풋콩, 그린 빈, 샐러리를 넣는다. 드레싱을 넣고 가볍게 섞는다. 실온에서 30분 정도 재우거나 냉장고에 밤새도록 넣어둔다. (냉장고에 넣어둔 경우에는 먹기 전에 꺼내서 실온에 잠시 놔둔다) 먹기 직전에 상추를 넣고 전체적으로 잘 섞는다.

○●○ 영양 성분(1인분): 264cal, 단백질 19g, 총 지방 12g, 포화지방 1g, 트랜스지방 0g, 콜레스테롤 0mg, 탄수화물 24g, 식이섬유 11g, 나트륨 277mg

히카마와 오렌지, 아루굴라를 넣은 샐러드 2인분

멕시코 감자 또는 멕시코 순무라고 부르기도 하는 히카마는 익히지 않고 날것으로 먹는 아삭한 콩과 식물이다. 샐러드에 넣어서 한 번 먹어보면 '하루 걸러 다이어트'를 위한 여러분의 식품 저장고에서 중요한 위치를 차지하게 될 것이라고 자신한다.

- 네이블오렌지 큰 것 1개
- 저염 간장 1큰술
- 발사믹 식초 1큰술
- 참기름 1작은술
- 히카마 작은 것 반 개(약 170g), 껍질을 벗겨 길고 가늘게 썬 것
- 달콤한 양파 반 개, 가로로 썰어서 고리 모양으로 떼어놓은 것
- 아루굴라arugula 1컵 반

오렌지는 껍질과 쓸쓸한 맛이 나는 속껍질을 벗겨낸다. 오렌지 아래에 그릇을 받치고 작은 칼로 얇은 막에서 과육을 떼어낸다. 남아 있는 오렌지 즙을 그릇에 짜내고 간장, 식초, 참기름을 넣은 뒤 잘 저어서 섞는다. 오렌지 과육, 히카마, 양파를 그릇에 넣고 섞는다. 드레싱을 약간 넣고 잘 섞는다. 두 번째 그릇에 아루굴라를 넣고 남은 드레싱으로 버무린다. 아루굴라를 접시 2개에 나눠 담고 그 위에 오렌지와 히카마, 양파를 얹는다.

○●○ 영양 성분(1인분): 114cal, 단백질 4g, 총 지방 1g, 포화지방 0g, 트랜스지방 0g, 콜레스테롤 0mg, 탄수화물 25g, 식이섬유 8g, 나트륨 329mg

시금치와 쿠스쿠스를 넣은 샐러드 2인분

쿠스쿠스는 북아프리카 지역에서 쌀 대신 먹는 작은 세몰리나semolina 파스타다. 슈퍼마켓에서 파스타나 쌀을 파는 코너에 가면 찾을 수 있다.

- 어린 시금치 잎 1컵 반 • 한 입 크기로 자른 로메인 상추 1컵
- 청오이 또는 온실 오이 반 개, 껍질을 벗기지 않고 얇게 썬 것
- 붉은 양파 작은 것 반 개, 얇은 고리 모양으로 가로 썰기 한 것
- 익힌 쿠스쿠스 1/2컵(마른 상태로는 약 1/3컵), 가급적 통밀 쿠스쿠스 사용
- 가게에서 산 저지방 랜치 드레싱 1/4컵

큰 그릇에 채소와 쿠스쿠스를 넣어 섞는다. 드레싱을 넣어 버무린 뒤 접시 2개에 나눠 담는다.

> 영양 성분(1인분): 118cal, 단백질 3g, 총 지방 2g, 포화지방 0g, 트랜스지방 0g, 콜레스테롤 0mg, 탄수화물 22g, 식이섬유 3g, 나트륨 391mg

국수를 넣은 그린 샐러드 2인분

저지방 아시안 드레싱을 사용하면 샐러드를 금세 완성할 수 있다.

- 시라타키 두부 국수 1봉지(약 225g), 물을 뺀 뒤 한 입 크기로 자른 것, 제품 포장지에 적힌 안내문에 따라 조리한 뒤 다시 물을 뺀다(209쪽 참조).
- 샐러드용 채소 1봉지(약 140g)
- 깍지 완두 115g, 아삭하면서도 부드러워질 때까지 데친 것
- 무 1다발, 다듬어서 얇게 썬 것
- 저지방 참깨 생강 비네그레트 1/4컵, 가급적 뉴먼즈 오운 브랜드 사용

삶은 국수를 찬 물에 헹군 뒤 물기를 잘 뺀다. 커다란 그릇에 채소, 깍지 완두, 무, 국수를 넣고 잘 섞는다. 샐러드 드레싱을 넣어 버무린 뒤 접시 2개에 나눠 담는다.

○●○ 영양 성분(1인분): 100cal, 단백질 5g, 총 지방 4g, 포화지방 0.4g, 트랜스지방 0g, 콜레스테롤 0mg, 탄수화물 14g, 식이섬유 3g, 나트륨 292mg

※ 많은 양의 샐러드용 채소를 드레싱에 버무릴 때는 먼저 채소 절반을 드레싱에 버무린 뒤 남은 채소와 드레싱을 넣고 다시 버무리는 쪽이 더 쉽다.

샐러드 위에 게살 케이크를 올리고 그린 빈과 토마토를 곁들인 요리 2인분

이 샐러드는 양이 넉넉해 만족스러운 한 끼 식사로 충분하다.

게살 케이크 재료:
- 게살 225g
- 무지방 마요네즈 2큰술
- 디종 머스터드 1작은술
- 금방 짠 레몬 즙 1작은술
- 소금 약간
- 부드럽고 신선한 통밀 빵가루 1/4컵
- 올드 베이Old Bay 양념 3/4작은술 또는 카옌cayenne 고추 약간

샐러드 재료:
- 그린 빈(아리코 베르) 115g, 싱싱한 것 또는 냉동, 아삭하면서도 부드러워질 때까지 찐다.
- 로마 토마토 2개, 쐐기꼴로 자른 것
- 한 입 크기로 자른 로메인 상추 1컵
- 저지방 이탈리안 비네그레트 2~3큰술

오븐을 200도로 예열한다. 베이킹 판에 요리용 스프레이를 뿌린다. 게살을 자세히 살피면서 남아 있는 껍질이나 연골 조각을 샅샅이 제거한다. 중간 크기 그릇에 마요네즈, 머스터드, 레몬, 소금, 올드 베이 양념, 빵가루를 넣고 섞는다. 게살을 넣은 뒤 게살이 부스러지지 않게 조심하면서 재료가 골고루 섞일 정도로만 부드럽게 치댄다.

이것을 뭉쳐 둥근 덩어리를 4개 만든다. 미리 준비한 베이킹 판에 올린 뒤 납작하게 눌러 패티처럼 만든다. 베이킹 판을 예열한 오븐의 중간 칸에 올리고 게살 케이크가 갈색이 될 때까지 15분 정도 굽는다.

게살 케이크를 굽는 동안 커다란 그릇에 그린 빈, 토마토, 상추를 넣고 드레싱에 잘 버무린다. 샐러드를 접시 2개에 예쁘게 담고 그 위에 게살 케이크를 2개씩 얹는다.

> ○●○ 영양 성분(1인분): 237cal, 단백질 29g, 총 지방 4g, 포화지방 0.4g, 트랜스지방 0g, 콜레스테롤 81mg, 탄수화물 23g, 식이섬유 5g, 나트륨 830mg

구운 넙치와 체리 토마토 플로렌틴 2인분

요리 이름은 이국적으로 들릴지 몰라도 준비 과정은 더없이 간단하다. 열량 제한일에는 이 조리법 그대로 먹고 열량 무제한일에는 골파를 뿌린 찐 감자를 곁들여 생선 만찬을 즐길 수 있다.

- 넙치 살 170g짜리 2장
- 체리 토마토 6개
- 소금, 금방 간 후춧가루, 카옌 고추, 맛내기 용
- 마늘 2통, 다진 것

- 싱싱한 시금치 170~225g(꽉 채워서 4컵), 잘 씻은 것
- 레몬 조각 2개, 쐐기꼴로 썬 것

그릴을 예열한다. 베이킹 팬에 요리용 스프레이를 뿌린다. 팬에 넙치와 토마토를 얹고 소금, 후춧가루, 카옌 고추로 간을 한다. 넙치가 완전히 익어 가운데 부분이 더 이상 반투명해 보이지 않을 때까지, 생선 두께에 따라 5~10분 정도 굽는다.

생선을 굽는 동안 커다란 냄비에 마늘을 넣는다. 여기에 시금치를 넣고 시금치가 잠길 때까지 물을 부은 뒤 1큰술을 더 붓는다. 때때로 저어주면서 시금치가 부드러워질 때까지 센 불에서 2분 정도 익힌다. 소금으로 간을 한다.

익은 시금치에서 물을 꼭 짜낸 뒤 접시 2개에 똑같이 나눠 담는다. 넙치와 토마토를 시금치 위에 올린다. 레몬 조각과 함께 내놓는다.

∘•∘ 영양 성분(1인분): 159cal, 단백질 27g, 총 지방 3g, 포화지방 0.4g, 트랜스지방 0g, 콜레스테롤 36mg, 탄수화물 6g, 식이섬유 1g, 나트륨 133mg

생선 및 갑각류를 먹을 때는

어시장에 가든 아니면 동네 슈퍼마켓에 가든 언제나 가장 싱싱한 생선을 골라야 한다. 대부분의 조리법에서는 비슷한 생선 종류를 대신 사용해도 괜찮다. 예컨대 가자미 같은 부드러운 흰살생선을 쓰라고 되어 있는 조리법에는 그와 성질이 비슷한 대구를 대신 써도 된다는 얘기다. 생선을 사오면 가급적 빨리 냉장고에 넣어야 한다. 구입한 날 바로 싱싱한 생선을 요리해서 먹는 것이 가장 좋다. 싱싱한 생선을 구할 만한 곳이 없다면 냉동 생선을 구입하면 된다. 포장지에 녹았던 것을 다시 냉동한 흔적이 없는지 확인한다. 대형 매장에서 흔히 볼 수 있는, 개별 포장한 생선살을 다시 밀봉 가능한 봉지에 담아 파는 제품이 있는지 찾아보자. 냉동 생선은 보관이 간편하고 싱싱한 생선보다 값은 저렴하면서 품질은 더 좋은 경우가 많다. 생선 요리를 어려워하는 사람들이 많다. 가장 많이들 하는 실수는 생선살이 마를 정도로 너무 바싹 익히는 것이다. 원래 생선의 가장 두꺼운 부분을 기준으로 두께 2.5cm당 10분 정도씩 익히는 것이 원칙이다. (냉동 생선의 경우에는 조리 시간을 2배로 늘린다) 생선이 다 익으면 살이 반투명하지(반들거리지) 않고 불투명하거나 광택이 없어진 것처럼 보이며, 포크로 찌르면 살이 조각조각 떨어진다. 새우는 살이 분홍색으로 변할 때까지 크기에 따라 3~5분 정도만 익혀야 한다. 대합이나 홍합 같은 싱싱한 조개류는 조개 입이 벌어질 때까지만 찐다. (입이 계속 다물어져 있는 것은 전부 버린다)

부드러운 생선 타코 2인분

맛있고 톡 쏘는 또띠야가 열량 제한일의 식탁에 새로운 풍미를 더해준다.

- 대구 또는 다른 흰살생선 살 170g짜리 2장
- 옥수수 또띠야 2장 • 그린 살사 또는 레드 살사 1/2컵
- 잘게 찢은 상추 2컵 • 얇게 썬 붉은 양파 1/4컵
- 얇게 썬 무 1/2컵 • 싱싱한 실란트로 잎 2큰술

얕은 냄비에 물을 붓고 소금을 약간 넣은 뒤 중간 불에서 끓인다. 여기에 생선을 넣고 물이 다시 끓기 시작하면 그때부터 10분 정도 보글보글 끓여(팔팔 끓을 정도가 되어서는 안 된다), 살이 불투명해지고 포크로 찔렀을 때 조각조각 잘 떨어질 정도로 익힌다. (냉동 생선을 쓴 경우에는 조리 시간을 2배로 늘린다) 주걱으로 생선을 꺼내 물기를 뺀다.
또띠야를 전자레인지에 넣고 부드러워질 때까지 30초 정도 데운다. 생선을 또띠야 위에 나눠 담는다. 그 위에 살사, 상추, 양파, 무, 실란트로를 얹는다.

○●○ 영양 성분(1인분): 296cal, 단백질 34g, 총 지방 2g, 포화지방 0.4g, 트랜스지방 0g, 콜레스테롤 73mg, 탄수화물 33g, 식이섬유 5g, 나트륨 426mg

※ 응용 방법: 생선을 그릴에 굽거나 쪄서 사용할 수도 있다.

케이퍼와 레몬을 곁들인 송어 요리 2인분

레몬과 케이퍼는 예전부터 자주 사용된 잘 어울리는 조합이다(케이퍼는 콩처럼 생긴 칙칙한 열매로, 훈제 연어와도 궁합이 잘 맞는다).

- 송어 살 170g짜리 2장
- 케이퍼 2큰술, 헹궈서 다진 것
- 금방 짠 레몬 즙 2큰술
- 소금과 금방 간 후춧가루, 맛내기 용

곁들임 음식:
- 브로콜리 꽃 부분 2컵, 아삭하면서도 부드러워질 때까지 찐다.

눌어붙지 않는 커다란 냄비에 요리용 스프레이를 뿌리고 중간 불에 올려 달군다. 송어를 넣고 아랫부분이 갈색이 될 때까지 5분 정도 익힌다. 조심스럽게 송어를 뒤집은 뒤 케이퍼와 레몬 즙을 넣는다. 소금과 후추로 간을 하고 뚜껑을 덮어 송어 살이 불투명해지고 포크로 찔렀을 때 조각조각 잘 떨어질 때까지 5분 정도 익힌다. 송어와 브로콜리를 접시 2개에 나눠 담는다.

○●○ 영양 성분(1인분, 브로콜리까지 포함): 260cal, 단백질 38g, 총 지방 9g, 포화지방 3g, 트랜스지방 0g, 콜레스테롤 100mg, 탄수화물 5g, 식이섬유 2g, 나트륨 334mg

구운 생선과 파파야-파프리카 살사 2인분

일반적으로 생선은 가장 두꺼운 부분을 기준으로 두께 2.5cm당 10분 정도씩 익힌다. 냉동 생선의 경우에는 조리 시간을 2배로 늘린다.

살사 재료:
- 파파야 1컵, 깍둑썰기한 것 • 녹색 또는 붉은색 파프리카 1/4컵, 깍둑썰기한 것
- 붉은 양파 2큰술, 깍둑썰기한 것 • 마늘 1통, 다진 것
- 잘게 썬 싱싱한 실란트로 2큰술 • 금방 짠 레몬 즙 2큰술
- 다진 할라피뇨 1작은술, 맛내기 용 • 소금 약간

생선 요리 재료:
- 대구, 도미 또는 가자미 살 170g짜리 2장 • 소금과 금방 간 후춧가루, 맛내기 용

중간 크기 그릇에 살사 재료를 모두 넣어 섞는다. (살사는 하루 전에 준비해서 냉장고에 넣어둬도 된다. 먹기 전에 냉장고에서 꺼내 실온 상태가 되게 한다) 그릴을 예열하고, 생선과 그릴 선반에 요리용 스프레이를 뿌린다. 생선에 소금과 후추로 간을 한 뒤 살이 불투명해지고 포크로 찔렀을 때 조각조각 잘 떨어질 때까지 10분 정도 굽는다. 생선을 접시 2개에 옮겨 담고 위에 살사를 뿌린다.

○●○ 영양 성분(1인분): 182cal, 단백질 31g, 총 지방 1g, 포화지방 0.3g, 트랜스지방 0g, 콜레스테롤 73mg, 탄수화물 11g, 식이섬유 2g, 나트륨 97mg

구운 연어와 아스파라거스, 파프리카, 버섯   2인분

자연산 연어는 맛있을 뿐만 아니라 우리 몸에서 만들지 못하는 오메가3 지방산이 풍부하다.

- 아스파라거스 6줄기, 양쪽 끝부분을 다듬은 것
- 노란색 또는 오렌지색 파프리카 1개, 씨를 빼고 세로로 8등분한 것
- 크레미니cremini(갈색) 버섯 중간 크기 6개, 버섯자루를 자른 것
- 소금과 금방 간 후춧가루, 맛내기 용
- 말린 타임 1/4작은술
- 연어 살 115g짜리 2장, 가급적 자연산 연어
- 라임 2조각, 접시에 올릴 것

오븐을 230도로 예열한다. 가로 세로 크기가 33×23cm인 눌어붙지 않는 베이킹 팬에 아스파라거스, 파프리카, 버섯을 잘 늘어놓는다. 요리용 스프레이를 뿌리고 소금과 후춧가루로 간을 한다. 그 위에 타임을 뿌린다. 호일을 덮고 10분 동안 굽는다. 호일을 벗기고 다시 10분 더 굽거나 채소가 아삭하면서도 부드러워질 때까지 굽는다.

채소를 굽는 동안 눌어붙지 않는 사방 20cm 크기의 베이킹 팬에 요리용 스프레이를 뿌린다. 팬에 연어를 올리고 소금과 후추로 간을 한 뒤, 가운데 부분이 더 이상 반투명해 보이지 않을 때까지 10분 정도 굽는다.

접시를 2개 준비해 각 접시에 연어 한 쪽과 채소를 담는다. 라임과 함께

내놓는다.

- 영양 성분(1인분): 248cal, 단백질 26g, 총 지방 12g, 포화지방 3g, 트랜스지방 0g, 콜레스테롤 75mg, 탄수화물 9g, 식이섬유 3g, 나트륨 58mg

전자레인지를 이용한 채소를 얹은 생선 요리, 멕시코 식 1인분

다양한 맛이 나는 손쉽고 촉촉한 생선 요리로, 오븐을 켤 필요가 없고 조리 시간이 짧기 때문에 여름철에 해 먹기에 적합하다.

- 대구, 도미 또는 가자미 살 170g짜리 1장
- 무지방 또는 저지방 마요네즈 2큰술
- 금방 짠 라임 즙 1작은술
- 파 1줄기, 곱게 다진 것
- 로마 토마토 반 개, 깍둑썰기로 썬 것
- 잘게 썬 붉은색 파프리카 2큰술
- 다진 할라피뇨 1작은술, 맛내기 용

전자레인지에 넣을 수 있는 작은 그릇에 요리용 스프레이를 뿌린다. 여기에 생선을 담아 잠시 옆에 놔둔다. 작은 그릇에 남은 재료를 다 넣고 섞는다. 섞은 재료를 생선에 펴 바른다. 생선 위에 비닐 랩을 씌우고 한쪽 구석에 김이 나갈 구멍을 뚫어놓는다. 고출력 전자레인지의 경우 2분간 돌린다. 생선을 포크로 찔러 살이 조각조각 잘 떨어지고 살이 불투명해졌는지 확인한다. 그렇지 못한 경우 다시 덮개를 씌우고 30초간 더 돌린 뒤 다시 확인한다. 완성된 요리를 접시에 옮겨 담는다.

∘•∘ 영양 성분(1인분): 176cal, 단백질 31g, 총 지방 1g, 포화지방 0g, 트랜스지방 0g, 콜레스테롤 73mg, 탄수화물 10g, 식이섬유 1g, 나트륨 307mg

타라곤 소스를 뿌린 구운 가리비 2인분

이 부드러운 소스를 맛본 사람은 이 요리의 열량이 그렇게 낮다는 사실을 믿을 수 없을 것이다. 배부르게 먹을 수 있는 열량 무제한일 저녁에는 통밀 국수에 가리비와 소스를 얹어 먹어도 좋다.

소스 재료:
- 저지방 닭 육수 1/2컵
- 콘스타치 1작은술 반
- 무지방 크림치즈 2큰술
- 싱싱한 타라곤 다진 것 1큰술 또는 말린 것 1작은술

- 싱싱한 골파 다진 것 2큰술
- 소금, 맛내기 용

가리비 요리 재료:
- 캐놀라유 2작은술
- 바다 가리비 340g, 행주로 살짝 눌러서 물기를 제거한 것
- 방금 짠 라임 즙 1큰술

곁들임 음식:
- 싱싱한 어린 그린 빈 2컵, 아삭하면서도 부드러워질 때까지 찐 것

- **소스 만들기**: 작은 냄비에 닭 육수 약간과 콘스타치를 넣고 잘 휘저어서 섞는다. 남은 육수를 모두 넣고 다시 휘저은 뒤 크림치즈를 넣고 중간 불에 올린다. 치즈가 녹고 소스가 걸쭉해지면서 거품이 보글보글 일 때까지 계속 저어가며 끓인다. 타라곤과 골파를 넣고 소금으로 간을 한 뒤 불에서 내린다.

  가리비를 요리하려면 먼저 눌어붙지 않는 중간 크기의 냄비에 캐놀라유를 붓고 센 불로 달군다. 가리비를 넣고 으깨지지 않도록 조심하면서 금색이 돌 때까지 2분 정도 볶는다. 라임 즙을 넣는다. 가리비를 소스에 넣은 뒤 접시 2개에 나눠 담는다. 접시 한쪽 옆에 그린 빈을 올린다.

○●○ 영양 성분(1인분): 225cal, 단백질 32g, 총 지방 6g, 포화지방 1g, 트랜스지방 0g, 콜레스테롤 60mg, 탄수화물 8g, 식이섬유 0g, 나트륨 41mg

이탈리아식 아티초크 하트를 곁들인 닭고기 4인분

다이어트를 할 때는 이탈리아 음식을 먹을 수 없다고 누가 그랬는가? 이 맛있는 닭고기 요리는 열량 제한일에 기분을 한껏 고조시켜줄 것이다.

- 잘게 썬 양파 1/2컵 • 물 1/4컵 • 마늘 2통, 다진 것
- 껍질을 벗기고 뼈를 발라낸 닭 가슴살 450g, 가늘고 길게 자른 것
- 크레미니(갈색) 버섯 115g, 얇게 썬 것(약 3/4컵)
- 아티초크 하트 통조림(400g짜리) 1개, 물기를 빼고 씻어서 4등분한 것
- 깍둑썰기로 썬 토마토와 과즙 통조림(410g짜리) 1캔
- 말린 오레가노 1작은술 • 말린 바질 2작은술 • 금방 간 후춧가루, 맛내기 용

눌어붙지 않는 커다란 냄비에 물과 양파를 넣고 중간 불에 올린다. 때때로 저어주면서 물에서 김이 날 때까지 끓인다. 마늘과 닭 가슴살을 넣고 닭이 갈색이 될 때까지 때때로 저으면서 5분 정도 끓인다. 버섯, 아티초크 하트, 토마토와 과즙, 오레가노, 바질을 넣는다. 후춧가루로 간을 한다. 재료가 잘 섞이도록 저은 뒤 뚜껑을 덮고 닭고기와 채소가 부드러워질 때까지 10분 정도 보글보글 끓인다. 접시 4개에 나눠 담는다.

○●○ 영양 성분(1인분): 217cal, 단백질 32g, 총 지방 2g, 포화지방 0.4g, 트랜스지방 0g, 콜레스테롤 66mg, 탄수화물 19g, 식이섬유 6g, 나트륨 804mg

잘게 찢은 닭고기와 채소를 상추 위에 얹은 요리 2인분

중식당에서 자주 먹는 요리를 열량 제한일에 맞게 고친 것이다.

- 익힌 닭 가슴살 170g, 잘게 찢은 것
- 호이신 소스 1큰술 • 저염 간장 1큰술
- 스리라차 소스(매운 고추 소스), 맛내기 용(206쪽 하단 참조)
- 콩나물 2컵(225g) • 샐러리 줄기 2개, 얇고 어슷하게 썬 것
- 깍지 완두 10개(약 55g), 어슷하게 3등분한 것
- 상추 잎 큰 것 6~8장, 로메인 또는 붉은색이나 녹색 상추 잎
- 파 2줄기, 다진 것, 장식용

중간 크기의 그릇에 닭 가슴살, 호이신 소스, 간장, 스리라차 소스를 넣고 섞는다. 작은 냄비에 물을 담아 끓이고, 물이 빠지는 그릇에 콩나물을 담아 싱크대나 커다란 그릇 위에 올려놓는다.

끓는 물에 샐러리와 깍지 완두를 넣고 다시 끓인다. 이것을 철망에 담긴 콩나물 위에 바로 붓는다. 물기를 완전히 뺀 뒤 닭고기에 넣어 잘 섞는다. 상추 잎 안에 닭고기 섞은 것을 채우고 파를 뿌려 장식한다.

○●○ 영양 성분(1인분): 174cal, 단백질 25g, 총 지방 2g, 포화지방 0.4g, 트랜스지방 0g, 콜레스테롤 50mg, 탄수화물 16g, 식이섬유 4g, 나트륨 498mg

파인애플, 파프리카, 양파를 곁들인 닭고기 요리 2인분

중국 요리용 팬 없이 만드는 새콤달콤한 볶음 요리라고 생각하면 된다.

- 껍질을 벗기고 뼈를 발라낸 닭 가슴살 170g, 1.25cm 길이로 자른 것
- 당근 큰 것 1개, 얇고 어슷하게 썬 것 • 염분 함량을 줄인 닭 육수 1/4컵
- 무가당 파인애플 조각을 과즙에 담근 통조림(225g짜리) 1개, 물기를 빼고 과즙은 남겨둔다. • 녹색 피망 큰 것 1개, 씨를 빼고 가늘고 길게 썬 것
- 파 4줄기, 2.5cm 길이로 썬 것 • 사과 식초 1큰술 • 싱싱한 생강 간 것 1큰술
- 콘스타치 반 큰술과 물 2큰술을 섞은 것 • 소금과 금방 간 후춧가루, 맛내기 용

뚜껑이 달린 눌어붙지 않는 냄비에 요리용 스프레이를 뿌리고 중간 불에 올려 달군다. 닭 가슴살을 넣고 때때로 저어주면서 갈색이 될 때까지 5분 정도 익힌다. 당근을 넣고 3분 정도 익힌다. 육수, 남겨둔 파인애플 과즙, 피망을 넣고 섞는다. 뚜껑을 덮고 닭고기와 채소가 부드러워질 때까지 5분 정도 보글보글 끓인다.

파인애플, 파, 식초, 생강을 넣는다. 콘스타치 섞은 것을 넣은 뒤 거품이 나면서 걸쭉해질 때까지 2분 정도 계속 저으면서 끓인다. 소금과 후춧가루로 간을 하고 바로 먹는다.

◦●◦ 영양 성분(1인분): 236cal, 단백질 23g, 총 지방 2g, 포화지방 0.5g, 트랜스지방 0g, 콜레스테롤 50mg, 탄수화물 34g, 식이섬유 5g, 나트륨 114mg

참깨를 뿌려 구운 닭 가슴살을 배추 위에 얹은 요리 2인분

오븐에서 구운 '프라이드' 치킨을 아시아식으로 변형한 맛있는 요리다.

닭고기 요리 재료:
- 저염 간장 1큰술
- 달걀흰자 1개, 가볍게 휘저은 것
- 오향 가루 1작은술
- 마늘 1통, 다진 것
- 껍질을 벗기고 뼈를 발라낸 닭 가슴살 반쪽짜리(85~115g) 2장
- 흰 참깨 2큰술

배추 요리 재료:
- 배추 작은 것 반 통, 잘게 썬 것(3컵)
- 물 또는 염분 함량을 줄인 닭 육수 1큰술
- 저염 간장 1큰술
- 숙성시키지 않은 청주 식초 1큰술, 맛내기 용

닭고기 요리를 만들려면 얕은 그릇에 간장, 달걀흰자, 오향 가루, 마늘을 넣고 섞는다. 닭 가슴살을 넣고 앞뒤로 돌려가며 골고루 양념을 묻힌다. 오븐을 220도로 예열하는 동안 그대로 둔다.

눌어붙지 않는 작은 베이킹 팬에 요리용 스프레이를 뿌린다. 또 다른 얕

12. 다이어트 레시피

은 그릇에 참깨를 넓게 펼쳐둔다. 여기에 닭을 넣어 고기가 많은 쪽에 참깨를 묻힌다. 닭고기를 베이킹 팬에 올리는데 참깨가 묻은 쪽이 위로 가도록 한다. 닭이 완전히 익어 맑은 육즙이 나올 때까지 25분 정도 굽는다. 닭을 굽는 동안 커다란 냄비나 중국 요리 팬에 요리용 스프레이를 뿌리고 센 불에 올려 달군다. 배추와 물을 넣은 뒤 뚜껑을 덮은 채로 익히는데, 때때로 냄비를 흔들어주면서 배추가 아삭하면서도 부드러워질 때까지 3분 정도 익힌다. 간장과 식초로 간을 한다.

접시 2개에 배추를 나눠 담고 그 위에 닭 가슴살을 올린다.

○●○ 영양 성분(1인분): 289cal, 단백질 45g, 총 지방 6g, 포화지방 1g, 트랜스지방 0g, 콜레스테롤 99mg, 탄수화물 12g, 식이섬유 5g, 나트륨 630mg

부드러운 요구르트 소스에 버무린 구운 칠면조 미트볼 4인분

요구르트 소스 덕분에 이 저지방 미트볼에 중동 요리 같은 풍미가 감돈다. 열량 무제한일에 이 요리를 먹을 때는 접시에 통밀 쿠스쿠스를 깔고 그 위에 미트볼과 소스를 얹는다.

미트볼 재료:

- 기름기를 말끔히 제거한 칠면조 고기 간 것 450g
- 잘게 썬 양파 2큰술
- 마늘 1통, 다진 것
- 달걀흰자 1개 또는 달걀 대용품 2큰술
- 소금 반 작은술
- 말린 타임 1작은술
- 카옌 고추 약간

소스 재료:

- 염분 함량을 줄인 닭 육수 1컵
- 콘스타치 1큰술
- 무지방 플레인 요구르트 1/4컵
- 잘게 썬 싱싱한 민트 1큰술
- 잘게 썬 싱싱한 오레가노 1작은술
- 금방 간 레몬 껍질 1큰술
- 소금과 금방 간 후춧가루, 맛내기 용

곁들임 음식:

싱싱한 깍지 콩 4컵, 아삭하면서도 부드러워질 때까지 찐 것

미트볼을 만들려면 우선 오븐을 260도로 예열한다. 테두리가 있고 눌어붙지 않는 커다란 베이킹 판에 요리용 스프레이를 뿌린다. 중간 크기 그릇에 칠면조, 양파, 마늘, 달걀흰자, 소금, 타임, 카옌 고추를 넣고 섞는다. 재료 섞은 것을 1큰술 정도씩 뭉쳐 작은 공 모양으로 만든다. 준비한 팬에

미트볼을 올리고 엷은 갈색이 날 때까지 10분 정도 굽는다.

미트볼을 굽는 동안 소스를 만든다. 작은 냄비에 닭 육수 약간과 콘스타치를 넣고 부드러워질 때까지 잘 휘저어서 섞는다. 남은 육수를 모두 넣고 다시 휘젓는다. 중간 불에 올리고 소스가 걸쭉해지면서 거품이 날 때까지 계속 저어가며 2~3분 정도 끓인다. 남은 재료를 다 넣고 섞은 뒤 불에서 내린다.

미트볼을 접시에 옮겨 담고 위에 요구르트 소스를 뿌린다. 곁들이는 음식으로 깍지 콩을 함께 낸다.

∘●∘ 영양 성분(1인분): 231cal, 단백질 33g, 총 지방 3g, 포화지방 0.5g, 트랜스지방 0g, 콜레스테롤 56mg, 탄수화물 20g, 식이섬유 5g, 나트륨 433mg

타임 머스터드 소스를 얹은 칠면조 커틀릿 2인분

칠면조에 함유되어 있는 트립토판tryptophan이 포만감을 안겨준다.

- 얇게 저민 칠면조(85~115g) 2장
- 말린 타임 반 작은술
- 소금과 금방 간 후춧가루, 맛내기 용
- 염분 함량을 줄인 닭 육수 3/4컵

- 어린 청경채 2통, 세로로 2등분한 것
- 디종 머스터드 1작은술
- 콘스타치 반 작은술

칠면조를 비닐 랩 2장 사이에 끼우고 두께가 3mm 정도가 될 때까지 고기 망치로 두들긴다. 타임, 소금, 후춧가루로 간을 한다.

눌어붙지 않는 커다란 냄비에 요리용 스프레이를 뿌리고 중간 불에 올려 달군다. 칠면조를 넣고 아래쪽이 갈색이 될 때까지 2분 정도 익힌다. 칠면조를 뒤집은 뒤 닭 육수 1/2컵과 청경채를 넣는다. 불을 줄이고 뚜껑을 덮은 뒤 청경채가 아삭하면서도 부드러워질 때까지 3분 정도 보글보글 끓인다.

접시 2개에 칠면조 커틀릿과 청경채 2쪽씩을 옮겨 담고 따뜻한 상태로 유지한다. 작은 그릇에 머스터드, 콘스타치, 남은 육수 2큰술을 넣고 잘 섞은 뒤 냄비에 남아 있는 국물에 넣는다. 소스가 걸쭉해지면서 거품이 날 때까지 계속 저어가며 2~3분 정도 끓인다. 필요한 경우 육수를 더 넣는다. 커틀릿 위에 소스를 뿌려서 먹는다.

○●○ 영양 성분(1인분): 166cal, 단백질 27g, 총 지방 3g, 포화지방 1g, 트랜스지방 0g, 콜레스테롤 51mg, 탄수화물 11g, 식이섬유 4g, 나트륨 432mg

이탈리아 풍미의 칠면조로 속을 채운 파프리카 2인분

고기로 속을 채운 파프리카가 얼마나 큰 포만감을 안겨주는지 아마 깜짝 놀랄 것이다.

- 붉은색, 녹색 또는 다른 색의 중간 크기 파프리카 2개, 꼭지를 떼고 씨와 속을 파낸 것
- 기름기를 말끔히 제거한 칠면조 고기 간 것 170g
- 잘게 썬 양파 1/2컵
- 잘게 썬 샐러리 1/2컵
- 마늘 1통, 다진 것
- 싱싱한 버섯 115g, 잘게 썬 것(약 1컵)
- 냉동 완두콩 1/2컵, 해동한 것
- 회향 씨 1작은술 반
- 잘게 썬 싱싱한 바질 2큰술 또는 말린 것 1큰술
- 잘게 썬 싱싱한 오레가노 1작은술 또는 말린 것 반 작은술
- 사과 식초 1큰술
- 조리된 토마토소스 1/2컵
- 물 1/4컵
- 금방 간 파마산 치즈 2큰술

오븐을 190도로 예열한다. 파프리카를 담을 수 있을 정도 크기의 작은 베이킹 팬에 요리용 스프레이를 뿌린다.

냄비에 물을 붓고 소금을 약간 넣은 뒤 끓인다. 끓는 물에 파프리카를 넣

고 5분 정도 익힌다. 꺼내서 물기를 빼고 찬 물에 헹군다.

커다란 냄비에 칠면조, 양파, 샐러리, 마늘을 넣어 섞은 뒤 중간 불에 올린다. 고기가 뭉치지 않게 계속 저으면서 칠면조가 갈색이 될 때까지 익힌다. 버섯을 넣고 부드러워질 때까지 5분 정도 익힌다. 완두콩, 회향 씨, 바질, 오레가노, 식초를 넣고 섞는다.

칠면조와 다른 재료 섞은 것을 파프리카 안에 채운다. 준비한 접시에 파프리카를 담고 그 주위에 토마토소스와 물을 붓는다. 호일을 덮고 파프리카가 부드러워질 때까지 30분 정도 굽는다. 호일을 벗기고 치즈를 뿌린 뒤 다시 5분 더 굽는다. 파프리카를 접시에 옮겨 담고 요리하면서 나온 국물을 그 위에 끼얹는다.

○●○ 영양 성분(1인분): 220cal, 단백질 23g, 총 지방 3g, 포화지방 1g, 트랜스지방 0g, 콜레스테롤 35mg, 탄수화물 24g, 식이섬유 6g, 나트륨 219mg

칠면조와 흰 콩을 넣은 칠리 3인분

칠면조와 흰 콩으로 칠리를 만들면 새로운 맛이 탄생한다. 향신료의 좋은 점은 칼로리를 전혀 높이지 않으면서 다양한 풍미를 더해준다는 것이다.

- 기름기를 말끔히 제거한 칠면조 고기 간 것 170g
- 잘게 썬 양파 1/2컵
- 마늘 1통, 다진 것
- 녹색 피망 1/2컵, 씨를 빼고 잘게 썬 것
- 다진 세라노 고추 1큰술, 맛내기 용
- 깍둑썰기로 썬 토마토와 과즙 통조림(410g짜리) 1캔, 무가염
- 카넬리니, 네이비, 그레이트 노던 같은 흰 콩 통조림(425g짜리) 1캔, 물을 빼고 잘 헹군 것
- 물 1컵 • 칠리 파우더 1큰술
- 쿠민 가루 1작은술
- 말린 오레가노 반 작은술
- 말린 바질 반 작은술

커다란 냄비에 칠면조, 양파, 마늘을 넣어 섞은 뒤 중간 불에 올린다. 고기가 뭉치지 않게 계속 저으면서 칠면조가 갈색이 될 때까지 익힌다. 피망, 칠리, 토마토와 과즙, 콩, 물, 칠리 파우더, 쿠민, 오레가노, 바질을 넣는다. 불을 줄이고 뚜껑을 덮은 뒤 양파가 부드러워질 때까지 20분 정도 보글보글 끓인다.

○●○ 영양 성분(1인분): 210cal, 단백질 23g, 총 지방 2g, 포화지방 0g, 트랜스지방 0g, 콜레스테롤 27mg, 탄수화물 34g, 식이섬유 11g, 나트륨 589mg

※ 응용 방법: 씹는 느낌에 변화를 주고 싶으면 칠면조 고기 간 것 대신 깍둑썰기 한 칠면조나 닭 가슴살 170g을 써도 된다.

구운 돼지고기 안심과 양파, 파프리카 요리 4인분

돼지고기 안심은 기름기가 거의 없기 때문에 열량 제한일 저녁 식사로도 괜찮다.

- 돼지고기 안심 1쪽(약 450g)
- 소금과 금방 간 후춧가루, 맛내기 용
- 파프리카 큰 것 2개, 가급적 색상은 다양하게, 씨를 빼고 세로로 8등분한 것
- 비달리아Vidalia 또는 달콤한 양파 큰 것 1개, 가로로 두껍게 썰어서 고리 모양으로 떼어놓은 것
- 잘게 썬 싱싱한 오레가노나 타임 2작은술 또는 말린 것 1작은술
- 라임 4조각, 접시에 올릴 것

그릴을 예열한다. 날카롭고 끝이 뾰족한 칼로 돼지고기에 붙어 있는 근막(두꺼운 결합 조직)과 기름기를 말끔히 제거하고, 돼지고기와 그릴 선반에 요리용 스프레이를 뿌린다. 돼지고기에 소금과 후춧가루를 뿌려 간을 한 뒤 중간 불에서 20~25분 정도 구우면서 2~3번 뒤집어준다. 인스턴트 온도계로 고기 내부 온도를 쟀을 때 71도를 가리키면 완전히 익은 것이다. 호일을 덮어 10분 정도 놔둬서 약간 식힌다.

돼지고기를 식히는 동안 그릴 바구니에 요리용 스프레이를 뿌린다. 여기에 파프리카와 양파를 넣은 뒤 때때로 저어주면서 채소 겉면이 약간 그을리고 아삭하면서도 부드러워질 때까지 5~10분 정도 굽는다. 돼지고기를

길고 가늘게 잘라 파프리카, 양파, 오레가노와 섞는다. 필요한 경우 소금과 후춧가루를 더 뿌린다.

접시 4개에 나눠 담은 뒤 라임 조각과 함께 내놓는다.

> ○●○ 영양 성분(1인분): 173cal, 단백질 25g, 총 지방 4g, 포화지방 1g, 트랜스지방 0g, 콜레스테롤 74mg, 탄수화물 9g, 식이섬유 2g, 나트륨 60mg

※ 응용 방법: 유카탄식 돼지고기 안심 요리(아나토(annatto: 잇꽃 나무의 씨 부분. 향신료나 식품 착색제로 사용됨 —역주) 페이스트 1큰술과 라임즙 1큰술을 섞어 돼지고기에 문지른다. 사우스웨스턴식 돼지고기 안심 요리) 말린 사우스웨스턴 양념 1~2큰술을 돼지고기에 문지른다. 가급적 소금이 들어 있지 않은 것을 써야 한다.

채소로 속을 채운 포토벨로 버섯 2인분

이 거대한 버섯은 고기 맛이 강하게 나기 때문에 마치 스테이크를 먹는 듯한 느낌을 준다!

- 포토벨로 버섯 큰 것 2개
- 양파 1/4컵, 깍둑썰기로 썬 것
- 녹색 피망 3/4컵, 씨를 빼고 곱게 다진 것
- 가지 작은 것 1개, 껍질째 깍둑썰기한 것
- 염분 함량을 줄인 닭 육수 1/2컵 또는 필요한 만큼

- 로마 토마토 1개, 깍둑썰기한 것(씨를 빼거나 껍질을 벗기지 말 것)
- 쿠민 가루 1/4작은술
- 계피 가루 1/4작은술
- 달콤하면서 훈연향이 나는 스페인 파프리카 고추 1/4작은술 또는 치포틀 칠리 가루 1/8작은술
- 소금 또는 금방 간 후춧가루, 맛내기 용

오븐을 200도로 예열한다. 버섯을 담을 수 있을 정도 크기의 눌어붙지 않는 베이킹 팬에 요리용 스프레이를 뿌린다. 버섯자루를 떼어낸 뒤 자루를 깍둑썰기로 썬다. 주름 부분은 숟가락으로 벗겨낸 뒤 버린다. 준비한 팬에 버섯의 자루 부분이 아래로 가게 해서 한 층으로 깔고 10분간 굽는다. 버섯을 굽는 동안 중간 크기의 눌어붙지 않는 냄비에 요리용 스프레이를 뿌리고 중간 불에 올려 달군다. 양파, 파프리카, 깍둑썰기로 썬 버섯자루, 가지를 넣고 부드러워질 때까지 익힌다. 필요한 경우 닭 육수를 넣어 수분을 보충한다. 토마토, 쿠민, 계피, 스페인 파프리카 고추를 넣고 잘 섞는다. 소금과 후춧가루로 간을 하고 수분이 완전히 졸아들 때까지 익힌다. 버섯의 자루 부분이 위로 가게 놓고 채소 섞은 것을 채워 넣는다. 다시 오븐에 넣어 갈색이 돌 때까지 10분 더 굽는다.

○●○ 영양 성분(1인분): 136cal, 단백질 9g, 총 지방 1g, 포화지방 0.3g, 트랜스지방 0g, 콜레스테롤 1mg, 탄수화물 25g, 식이섬유 10g, 나트륨 83mg

채소 볶음 2인분

다양한 채소를 국수와 함께 볶는 이 요리는 다채로운 맛과 씹는 느낌을 즐길 수 있기 때문에 열량 제한일에도 미각을 만족시켜 준다!

- 파 4줄기, 2.5cm 길이로 어슷하게 썬 것
- 마늘 1통, 다진 것
- 작은 그린 빈 또는 깍지 완두 115g
- 배추 작은 것 1/4통, 잘게 썬 것(약 3/4컵)
- 청경채 1개, 가로로 얇게 썬 것
- 염분 함량을 줄인 닭 육수 2~3큰술
- 콩나물 340g
- 콘스타치 1작은술과 저염 간장 2큰술을 섞은 것
- 스리라차 소스(매운 고추 소스), 맛내기 용(206쪽 하단 참조)
- 시라타키 두부 국수 1팩(225g), 물을 뺀 뒤 한 입 크기로 자른 것, 제품 포장지에 적힌 안내문에 따라 조리한 뒤 다시 물을 뺀다(209쪽 참조).

중국 요리용 팬이나 커다란 냄비에 요리용 스프레이를 뿌리고 센 불에 올려 달군다. 파를 넣고 1분 정도 볶는다. 마늘과 그린 빈을 넣고 2분 정도 볶는다. 배추와 청경채, 그리고 육수 2큰술을 넣는다. 뚜껑을 덮고 채소가 아삭하면서도 부드러워질 때까지 1분 정도 익힌다. 콩나물을 넣고 잘 섞는다. 콘스타치 섞은 것과 스리라차 소스를 넣는다. 소스가 거품이 나면서 걸쭉해질 때까지 2~3분 정도 계속 저으면서 끓인다. 국수를 넣고 골고루 열을 가한다. 접시 2개에 나눠 담는다.

○●○ 영양 성분(1인분): 177cal, 단백질 15g, 총 지방 2g, 포화지방 0g, 트랜스지방 0g, 콜레스테롤 0mg, 탄수화물 33g, 식이섬유 15g, 나트륨 325mg

※ 응용 방법: 잘게 찢은 익힌 닭고기나 깍둑썰기로 썬 두부 1/2컵을 국수와 함께 넣으면 칼로리가 100cal 정도 늘어난다.

익히지 않은 토마토소스를 얹은 애호박 리본 1인분

이 조리법은 양을 2배로 늘릴 수 있다. 금방 간 파마산 치즈 1큰술을 넣어도 칼로리는 23cal밖에 안 늘어난다.

- 중간 크기 로마 토마토 3개(약 280g), 깍둑썰기로 썬 것
- 잘게 찢은 싱싱한 바질 1/4컵
- 마늘 간 것 1큰술
- 사과 식초 2작은술, 맛내기 용
- 고춧가루 약간
- 소금과 금방 간 후춧가루, 맛내기 용
- 애호박 2개(170~225g)
- 금방 간 파마산 치즈 또는 저지방 페타 치즈 1큰술(선택)

커다란 그릇에 토마토, 바질, 마늘, 식초, 고춧가루, 소금, 후춧가루를 넣고 섞는다.

애호박은 양쪽 끄트머리를 잘라낸다. 애호박 양쪽 끝부분의 껍질을 얇게 벗긴다. 날카로운 칼이나 만돌린 슬라이서를 이용해 애호박을 세로로 얇게 자른다. 자르다가 찢어지거나 두께가 약간 고르지 않아도 걱정할 필요 없다. 자른 조각을 겹쳐 쌓은 뒤 가운데 부분을 세로로 자른다. 찜 받침이 달린 냄비에 물을 5~7.5cm 높이로 붓고 끓인다(물이 찜 받침 아랫부분에 닿아서는 안 된다). 찜 받침에 애호박을 깔고 냄비 뚜껑을 덮는다. 애호박이 아삭하면서도 부드러워질 때까지 3분 정도 찐다. 찐 애호박을 곧바로 소스와 버무려서 먹는다. 원하는 경우 위에 치즈를 뿌려도 좋다.

○●○ 영양 성분(1인분): 116cal, 단백질 7g, 총 지방 1g, 포화지방 0g, 트랜스지방 0g, 콜레스테롤 0mg, 탄수화물 25g, 식이섬유 8g, 나트륨 36mg

※ 응용 방법: 맛좋고 싱싱한 토마토를 구할 수 없을 때는 그 대신 깍둑썰기로 썬 토마토 통조림 1캔(410g)을 따서 물기를 빼고 쓰거나 시중에서 파는 파스타 소스를 써도 괜찮다.

시라타키 두부 국수로 만든 까르보나라 2인분

- 시라타키 두부 국수 1팩(225g, 209쪽 참조) • 잘게 썬 파 1큰술
- 진짜 베이컨 조각 1큰술, 잘게 다진 것 • 금방 간 파마산 치즈 2큰술
- 치즈 맛 몰리 맥버터Molly McButter 1큰술(선택)
- 달걀 1개, 국수를 담을 수 있을 정도 크기의 그릇에서 가볍게 휘저은 것
- 싱싱한 파슬리 다진 것 1큰술

물이 빠지는 그릇에 국수를 담아 찬 물로 잘 헹군다. 물 1리터에 국수를 넣고 3분 동안 끓여서 비린내를 제거한다. 삶은 국수를 다시 물 빠지는 그릇에 담아 물기를 뺀다. 종이 타월로 국수를 꾹꾹 눌러서 남은 물기를 모두 짜낸다. 주방 가위를 이용해 국수를 7.5~10cm 길이로 자른다.

커다란 프라이팬에 요리용 스프레이를 골고루 뿌린다. 프라이팬을 센 불에 올리고 파와 베이컨 조각을 넣은 뒤 파가 부드러워질 때까지 1분 정도 볶는다. 여기에 국수를 넣고 전체적으로 열이 가해지도록 계속 저으면서 익힌다. 파마산 치즈와 몰리 버터(사용할 경우)를 넣고 국수가 완전히 뜨거워질 때까지 계속 저어준다.

불에서 내린 뒤 달걀을 풀어놓은 그릇에 옮겨 담는다. 포크를 사용해 잘 섞은 뒤 달걀을 익힌다. 파슬리를 뿌려서 즉시 먹는다.

○●○ 영양 성분(1인분): 94cal, 단백질 8g, 총 지방 5g, 포화지방 2g, 트랜스지방 0g, 콜레스테롤 1mg, 탄수화물 4g, 식이섬유 2g, 나트륨 253mg

시라타키 두부 국수를 넣은 중국식 채소 요리 2인분

- 염분 함량을 줄인 닭 육수 2컵
- 마늘 2통, 다진 것
- 싱싱한 생강 간 것 1큰술
- 콘스타치 1큰술
- 샐러리 줄기 2개, 얇고 어슷하게 썬 것
- 청경채 1개, 가로로 얇게 썬 것
- 싱싱한 깍지 완두 2컵
- 얇게 썬 당근 1/2컵
- 얇게 썬 죽순 통조림(225g짜리) 1캔, 물을 빼고 잘 헹군 것
  또는 얇게 썬 마름 통조림(225g짜리) 1캔, 물을 빼고 잘 헹군 것
- 싱싱한 콩나물 2컵
- 시라타키 두부 국수 1팩(225g), 제품 포장지에 적힌 안내문에 따라 조리한 것(선택)
- 소금, 후춧가루, 간장, 맛내기 용

믹서에 닭 육수, 마늘, 생강, 콘스타치를 넣은 뒤 10초 동안 빠른 속도로 간다. 이것을 깊이가 깊은 지름 30cm짜리 프라이팬에 붓고 중간 불에서 끓인다. 여기에 샐러리, 청경채, 깍지 완두, 당근, 죽순, 콩나물을 넣은 뒤 아삭하면서도 부드러운 상태 또는 원하는 상태가 될 때까지 3~5분 정도 다시 보글보글 끓인다. 익힌 국수를 넣고 골고루 열을 가하되 지나치게 익혀서는 안 된다. 소금, 후춧가루, 간장으로 간을 한 뒤 바로 먹는다.

○●○ 영양 성분(1인분, 국수는 제외): 213cal, 단백질 17g, 총 지방 3g, 포화지방 1g, 트랜스지방 0g, 콜레스테롤 4mg, 탄수화물 38g, 식이섬유 13g, 나트륨 452mg

○●○ 국수까지 포함할 경우의 영양 성분: 233cal, 단백질 18g, 총 지방 3.5g, 포화지방 1g, 트랜스지방 0g, 콜레스테롤 7mg, 탄수화물 38g, 식이섬유 15g, 나트륨 467mg

로브 박사가 추천하는 볶음 요리 2인분

여러분이 좋아하는 다른 저칼로리 채소를 사용하거나 허브와 향신료를 이용해 다양한 맛을 낼 수도 있다. 커리를 좋아하는 사람은 채소를 다시 팬에 넣을 때 커리 가루를 1큰술 넣어도 좋다.

- 브로콜리 꽃 부분 2컵
- 양파 2개, 얇게 썬 것
- 잘게 썬 아스파라거스 2컵
- 염분 함량을 줄인 닭 육수 1컵
- 마늘 2통
- 싱싱한 생강 1큰술, 껍질을 벗겨 얇게 썬 것
- 콘스타치 1큰술

중국 요리용 팬이나 커다란 볶음용 팬에 요리용 스프레이를 뿌린다. 팬이

달궈지면 브로콜리, 양파, 아스파라거스를 넣고 채소가 부드럽게 익으면서 갈색이 돌기 시작할 때까지 볶는다. 채소를 팬에서 꺼낸다.

믹서에 닭 육수, 마늘, 생강을 넣고 마늘과 생강이 곱게 다져질 때까지 간다. 콘스타치를 넣어 잘 섞는다.

닭 육수 혼합물을 뜨거운 팬에 부은 뒤 콘스타치가 국물을 걸쭉하게 만들 때까지 계속 저으면서 끓인다. 채소를 다시 팬에 넣어 닭 육수와 함께 끓인다. 곧바로 먹는다.

◦●◦ 영양 성분(1인분): 148cal, 단백질 9g, 총 지방 1g, 포화지방 0.5g, 트랜스지방 0g, 콜레스테롤 2mg, 탄수화물 30g, 식이섬유 8g, 나트륨 82mg

부록
♥
Alternate-Day Diet

Q&A
무엇이든 물어보세요!

Q 저는 저혈당인데 이 다이어트를 해도 안전할지 궁금합니다.

A 저혈당 증상은 두 가지 형태로 나타나는데 하나는 반응성 저혈당이고 다른 하나는 공복 저혈당입니다. 반응성 저혈당이란 탄수화물이 많이 함유된 음식을 섭취하고 2~4시간 뒤에 혈당이 뚝 떨어지는 증상으로서 몸이 떨리고 불안감, 발한, 극도의 공복감, 심계 항진 등이 나타납니다. 이것은 혈당을 낮추는 인슐린이 과도하게 분비되어 생기는 현상입니다. 치료 방법은 고혈당 탄수화물(흰 밀가루, 쌀, 감자)과 당분 섭취를 피하고 3시간마다 한 번씩 저혈당 식품(채소와 통곡물) 및 탄수화물과 지방이 함유된 음식을 먹는 것입니다. 공복 저혈당은 특정한 약물 복용이나 과음, 심각한 질병과 관련이 있는 경우가 많으며 공복 혈당 검사를 통해 진단합니다.

자신이 저혈당이라고 생각되면 반드시 의사와 상담해야 합니다. 반응성 저혈당은 증상이 심각할 수도 있지만 자기가 저혈당이라고 생각하는 이들 중에는 실제로 혈당이 낮은 것이 아니라 어지럼증이나 신경 둔감증처럼 '몸이 좋지 않은' 증상을 저혈당으로 착각하는 이들도 있습니다. 사실 '하루 걸러 다이어트'를 시도한 이들 가운데 식사 대신 셰이크를 먹는 열량 제한일에 저혈당 증상이 나타난다고 불평한 사람은 없었습니다. 저혈당 진단을 받았거나 자기가 저혈당이라고 생각되면 이 다이어트를 하기 전에 반드시 의사와 상의해야 합니다. 혈당 측정기를 구입해서 직접 혈당을 재볼 수도 있습니다. 원터치 울트라미니 OneTouch UltraMini라는 제품은 20달러 미만의 가격으로 구입 가능하며, 이것의 사용법을 잘 배워두면 자기가 어떤 음식을 먹거나 먹지 않는 데 따라 혈당이 어떻게 반응하는지 알 수 있습니다.

Q 저는 당뇨병 환자인데 '하루 걸러 다이어트'를 해도 될까요?
A 제1형 당뇨병 환자의 경우에는 혈당 조절이 어려워 계속 저혈당 증상이 나타나게 되므로 이 다이어트를 하지 않는 것이 좋습니다.
제2형 당뇨병 환자들은 개인마다 인슐린 저항이 나타나는 정도가 매우 다릅니다. 식이요법을 통해 당뇨병 증상을 조절하는 이들의 경우에는 문제가 없습니다. 제2형 당뇨병(전체 당뇨병의 90퍼센트를 차지) 환자고 인슐린 저항을 줄이는 염산 메트포르민 metformin hydrochloride: 글루코파지(Glucophage)이나 로시글리타존 rosiglitazone: 아반디아(Avandia) 같은 약물을 복용하는 경우에는 열량 제한일에도 저혈당으로 인한 문제가 발생하지 않습니다. '하루 걸러 다이어트'는 인슐린 저항을 줄이며 특히 이 다이어트를 통해 체중을 감량할 경우 시간이 지나면서 필요한 약물 양도 줄어들 것입니다. 하지만 '하루 걸러 다이어트'든 아니면 다른 어떤 다이어트든 시작하기 전에 반드시 당뇨병 담당의와 상의해야 합니다.

인슐린 저항을 높여서 혈당을 낮추는 약을 복용하거나 인슐린 자체를 복용하는 경우에는 혈당 조절이 어려우므로 이 다이어트를 하지 않는 것이 좋습니다.

Q 이 다이어트에 따르는 부작용은 없나요?

A 지금까지 나쁜 부작용은 보고된 바가 없지만 제가 가장 걱정하는 부분은 열량 제한일에 수분을 충분히 섭취하지 않아 탈수 증상이 생기는 것입니다. 대부분의 사람들은 일반적인 상황에서도 약간씩 수분 부족 증상을 겪으므로, 날마다 하루에 2.5리터 상당의 무칼로리 음료를 마시는 것이 매우 중요합니다. 운동을 하면서 수분이 급속히 빠져나가는 동안에도 실제로 갈증을 느끼지 않을 수 있다는 것을 알아야 합니다. 또 노인들은 목이 마르다는 것을 잘 느끼지 못하므로 쉽게 탈수 증상이 생길 수 있습니다. 따라서 하루 종일 무칼로리 음료를 의식적으로 계속 마셔서 탈수를 예방하는 것이 중요합니다. 심각한 탈수 증상은 주로 날씨가 아주 더울 때 어린이나 노인에게서 발생하지만 미약한 탈수 증상만 생겨도 피로감, 무력감, 짜증을 느끼게 됩니다. 소변 색깔이 맑거나 아주 흐린 노란색인 경우 수분을 충분히 섭취해야 합니다.

Q '하루 걸러 다이어트'를 하면 근육이 감소됩니까?

A 체중이 많이 줄면 불가피하게 제지방량(근육)도 줄 수밖에 없습니다. 하지만 날마다 열량을 제한하는 다이어트에 비해 '하루 걸러 다이어트'는 제지방량 유지에 효과가 있습니다. 열량 제한일에 칼로리 섭취를 줄이면 지방을 축적하는 데 필요한 효소인 PPAR 감마 유전자를 비활성화시키는 SIRT1이 활성화되기 때문입니다. 이 말은 곧 '하루 걸러 다이어트'를 하면 근육은 유지되고 대부분 지방이 빠지며, 열량 제한일에 칼로리 섭취를 줄여서 SIRT1을 많이 자극할수록 그 효과가 더 커진다는 얘기입니다. 이런 효과는 45쪽에서 살펴본 맷슨과 그의 동료들이 실시한 하루 한 끼만 먹는 연구를 통해서도 증명되었습니다. 이 연구에 참가해 하루 한 끼만 먹은 이들의 경우 체지방은 2.1kg이나 감소한 반면 체중은 1.4kg밖에 줄지 않았습니다. 이 말은 활동량에는 변화가 없었음에도 불구하고 근육이 700g 가까이 늘어났다는 뜻입니다. 체중이 줄면 근육도 함께 감소하는 것이 보통이기 때문에 이것은 놀랄 만한 결과입니다. 또 이 실험에서 체지방이 2.1kg이나 감소한 것이 중요한 이유는, 앞서도 살펴봤듯이 우리의 건강과 수명을 결정짓는 요소 가운데 하나가 바로 체지방 양(혹은 그 부족)이기 때문입니다.

Q 열량 제한일을 제대로 지키지 않으면 어떻게 되나요?

A SIRT1은 열량 제한일에 칼로리 섭취를 줄여야만 활성화되며 열량 제한

일이 끝난 뒤에도 24시간 이상 활성화 상태가 유지됩니다. 그리고 농도는 점점 줄어들어도 이후 며칠간 계속 남아 있습니다. 열량 제한일이 반복되면 SIRT1 단백질 수치가 증가해 약 3주 후 최고치에 달합니다. 따라서 다이어트를 하다가 한동안 열량 제한일을 제대로 지키지 못하면 SIRT1 단백질 수치는 감소하겠지만 건강을 지켜주는 항염증 작용은 여전히 지속됩니다. 그 반면 열량 제한일을 한두 번밖에 지키지 못했다면 SIRT1 반응이 최대한도까지 자극받지 못해 그 효과가 더 빨리 사라지게 됩니다. 다이어트를 완전히 그만두고 21일이 지나면 다이어트의 건강증진 효과가 대부분 사라집니다.

Q 주말에는 열량 제한일을 지키고 싶지 않은데 월, 수, 금요일에만 열량 섭취 제한을 해도 될까요?

A 월, 수, 금요일을 열량 제한일로 삼고 토요일이나 일요일, 혹은 양일 모두를 열량 무제한일로 삼는 것이 아무래도 편리하다고 여기는 사람들이 많습니다. 그렇게 하면 열량 제한일을 지키기도 쉽고 항염증 프로세스도 계속 활성화된 상태로 유지됩니다. 하지만 대부분의 사람들은 주말이 되면 평소보다 더 많은 양의 음식을 먹습니다. 몰두할 일거리도 없고 사교 활동은 더 늘어나기 때문입니다. 그러므로 '하루 걸러 다이어트'를 통해 체중을 줄이고자 하는 분들은 절대 방심하지 말고 음식을 먹으면 바로 그 내역을 기록해 자기가 먹는 음식에 늘 주의를 기울여야

합니다. 무엇이든지 먹자마자 꼭 기록을 하라는 얘기입니다.

또 다른 전략은 일요일을 '중간일'로 삼아, 섭취 열량을 어느 정도 제한하되 일반적인 열량 제한일보다는 많이 먹는 것입니다. '하루 걸러 다이어트'를 하는 이들 가운데 어떤 이들은 이 방법이 효과가 있다고 하는 반면, 또 어떤 이들은 중간일에 섭취할 칼로리를 계산하는 것이 스트레스를 가중시켜 결국 역효과만 낳는다고 합니다. 자신의 성향을 잘 파악해 어떤 방법이 자기에게 맞는지 알아내야 합니다.

Q 열량 무제한일에는 음식을 얼마나 먹어야 합니까?

A 이 질문에 답하려면 먼저 '하루 걸러 다이어트'의 바탕이 되는 심리학을 이해해야 합니다. 이 다이어트의 특징은 스트레스와 다이어트 피로를 줄이고 날마다 열량 섭취를 제한해야 한다는 불안감에서 벗어나 다이어트를 장기간 지속할 수 있는 가능성을 높이는 것입니다.

열량 무제한일에 반드시 먹어야 하는 구체적인 칼로리 양이 있다고 생각하는 분들이 많은데 그렇지 않습니다. 열량 무제한일에는 구체적인 필요 열량이 정해져 있지 않다는 얘기입니다.

'하루 걸러 다이어트'의 가장 중요한 원칙은 열량 제한일에 섭취하는 칼로리를 가능한 선에서 최대한 줄이는 한편 열량 제한일과 열량 무제한일이 반복되는 패턴을 장기간 지속하는 것입니다.

Q 열량 제한일에는 칼로리 섭취량을 얼마나 줄여야 합니까?

A 산화 스트레스와 염증을 감소시키는 반응을 극대화하려면 이틀에 한 번씩 아무 것도 먹지 않는 것이 가장 효과적입니다. 하지만 누구도 이런 식으로 살 수는 없습니다!

저도 처음에는 '하루 걸러 다이어트'를 하면서 열량 제한일에는 평소 칼로리 섭취량의 20퍼센트만 먹어야 한다고 생각했습니다. 이 정도 양이면 공복감도 어느 정도 억제할 수 있고 그와 동시에 열량 제한 메커니즘도 활성화된다는 계산이 나왔기 때문입니다. 동기가 확실한 다이어트 참가자들은 대부분 이 정도 섭취량을 너끈히 받아들이는 것으로 밝혀졌습니다. 하지만 어떤 이들은 20퍼센트가 너무 적다고 여겨 30~35퍼센트 정도를 선호하며, 그 정도 양을 먹고도 체중 감소 및 건강 증진 효과를 충분히 보고 있습니다. 저도 보통은 열량 제한일에 평소 섭취량의 50퍼센트 정도를 먹지만, 열량 무제한일에 100퍼센트를 다 먹은 경우에는 그 다음 열량 제한일에 25~30퍼센트 정도를 먹는 식으로 변화를 주고 있습니다.

모든 다이어트의 효과는 다이어트를 하는 사람이 장기간에 걸쳐 해당 다이어트의 원칙을 지킬 수 있느냐에 달려 있습니다. 따라서 오랫동안 견딜 수 있는 수준을 정해야 합니다.

Q 열량 제한일에 자제심을 잃으면 어떻게 하죠?

A 우선 자신이 다이어트를 시작했다는 사실을 자각해야 합니다! '하루 걸러 다이어트'를 하겠다고 의식적으로 결심하고 최선을 다하는 것, 이는 누구나 할 수 있는 일입니다. 둘째, 어떤 다이어트든 처음부터 끝까지 완벽하게 해내는 사람은 없습니다. 살다 보면 온갖 방해를 다 받기 때문입니다. 셋째, 내일부터 다시 시작할 수 있습니다. 어떤 날은 열량 제한 목표치를 훌륭하게 지키고 또 어떤 날은 망치기도 합니다. 이 경우 여러분에게는 두 가지 선택권이 있습니다. 하나는 열량 제한일을 열량 무제한일로 바꾸는 것이고 다른 하나는 열량 제한일을 중간일로 바꾸는 것입니다. 가장 나쁜 상황은 완벽하지 않으면 무의미하다는 생각에 굴복하는 것입니다. 그렇게 되면 이미 열량 제한일을 망쳤으니 마구 과식을 해도 된다는 생각을 하게 될 수도 있습니다.

Q 다이어트에 성공한 사람들은 대부분 아침을 잘 챙겨 먹는다는 말을 들었습니다. 이 말이 옳다면 열량 제한일에 어떻게 아침을 제대로 챙겨 먹을 수 있을까요?

A 아침을 먹고 다니는 사람들은 인지 기능이 뛰어나고 과식하는 경향이 적다는 것을 보여주는 연구 결과가 무수히 많습니다. 다이어트에 성공한 이들을 추적 조사한 미국 체중조절단체의 기록을 보면 이들 가운데 78퍼센트가 아침을 꼭 먹었다고 합니다. 그 이유는 아마도 아침 식사를

거르면 나중에 뭔가를 먹게 되었을 때 배가 많이 고픈 상태라서 게걸스럽게 먹게 되기 때문일 것입니다. 그리고 아침을 먹으면 단시간 내에 신진대사가 활성화되어 더 많은 열량을 소모하는 것도 한 가지 이유입니다. 하지만 이런 주장을 뒷받침할 만한 확실한 과학적 근거는 없습니다. 따라서 우리는 다이어트에 성공한 이들이 애초에 과체중이 된 이유가 하루에 (최소) 세 끼를 꼬박꼬박 다 먹었기 때문이라고 추정해야 합니다. 열량 무제한일에 아침을 잘 차려 먹고 싶다면 그것은 얼마든지 괜찮습니다!

Q '하루 걸러 다이어트'도 요요 현상이 심한 다이어트입니까? 그렇다면 건강에 나쁜 것 아닌가요?

A 우선 이 다이어트는 요요 다이어트, 혹은 연구원들이 말하는 체중 순환과 전혀 관련이 없습니다. '요요'라는 말은 여러 해에 걸쳐 체중이 빠졌다가 다시 늘어나는 것을 반복하는 현상을 말합니다. '하루 걸러 다이어트'는 영구적인 체중감량과 건강증진을 위해 이틀에 한 번씩 열량 섭취를 제한합니다. 하지만 체중이 반복적으로 빠졌다가 늘어나는 현상이 건강에 반드시 해로운 것인지, 계속해서 과체중 상태로 있는 것보다 더 해로운 것인지는 명확하게 밝혀지지 않았습니다. 일부러 다른 사람에게 요요 다이어트를 하라고 부추길 사람은 없겠지만, 다이어트를 아예 포기하고 계속 과체중인 상태로 있는 것보다는 그래도 체중이 줄었

다 늘었다 하는 편이 더 낫지 않겠습니까?

체중 순환에 대한 연구도 진행되었지만 이런 현상이 조기 사망이나 질병 발생률 증가로 이어질 가능성이 있는지 증명하지 못했습니다. 한 연구에서는 체중 순환을 겪은 여성의 경우 바이러스나 여성 암 발생을 막아주는 단핵 세포인 자연 살세포 natural killer cells의 효능이 떨어진다는 사실이 밝혀졌고, 연구원들은 이런 사실을 바탕으로 체중 순환이 잦은 여성은 남들에 비해 건강이 좋지 못하다는 결론을 내렸습니다. 하지만 여기에는 다른 요인들도 작용합니다. 섭취 열량을 제한한 동물들의 경우 림프구 수가 1/3로 줄어들지만, 남아 있는 림프구가 정상 림프구보다 효율적으로 기능하기 때문에 이 동물들은 건강이 나빠지기는커녕 오히려 더 좋아집니다. 건강한 중년 남성의 경우에는 체중 순환 이력이 있어도 장기적인 체중 증가 위험성이 높아지지 않는 듯합니다. 다만 여성의 경우에 있어서는 이 연관성을 좀더 연구해봐야 합니다.

현재로서는 체중 순환이 건강에 좋지 못한가라는 질문에 명확하게 답할 수 없지만, 과체중이 건강에 더 나쁘다는 증거는 부인할 수 없을 정도로 많습니다. 그러므로 '과체중인 사람에게 당신은 결코 날씬해질 수 없으니 다이어트를 시도해봤자 가망이 없다고 말해주는 것이 좋다'라는 견해에는 의심의 여지가 많습니다. 어떤 연구원의 말처럼, "체중 순환의 위험성을 증명하는 확실한 증거가 다량으로 나오지 않는 한, 안전하고 효과적인 체중감량을 통한 비만 환자의 치료 효과를 무시하는 경고는 결코 정당화될 수 없습니다."

마지막으로 체중 순환이 장기적인 체중 증가 가능성을 더 높이는가 하는 의문이 있습니다. 연구 결과 체중 순환 때문에 체중이나 체지방이 증가할 가능성이 높아진다는 증거는 없으며 다음 주기 때 체중감량이 더 어려워진다는 증거도 없습니다. 아마도 빠졌던 체중이 다시 느는 것은 영양학적으로 바람직하지 않은 음식을 아무 제약 없이 먹었기 때문일 것입니다.

Q '하루 걸러 다이어트'가 거식증이나 다른 섭식 장애를 일으킬 수도 있나요?

A 지금까지 이 다이어트를 한 사람들 가운데 다이어트로 인해 그런 종류의 문제를 겪게 된 사람은 한 명도 없는 것으로 압니다만, 이 문제와 관련해 '하루 걸러 다이어트'나 다른 다이어트를 오용하는 이들은 늘 있게 마련입니다. 1992년에 미국 국립보건원은 '과식 장애는 다이어트를 실시한 뒤에만 나타나는 것으로 알려졌다'고 발표했습니다.

게다가 갈수록 섭식 장애 발생률이 높아지고 있는 실정입니다. 2007년 2월 1일에 〈생물정신의학 월드 저널 World Journal of Biological Psychiatry〉에 게재된 논문 내용에 따르면, 미국 인구의 0.6퍼센트가 거식증을 앓고 있고 1퍼센트는 폭식증, 2.8퍼센트는 과식 장애를 앓고 있다고 합니다. 이런 장애는 남성보다 여성에게서 2배 정도 많이 나타나고 다른 정신과 문제 발생률이 높은 것과도 관계가 있습니다. 폭식증 환자의 94퍼센트, 거식중 환자의 56퍼센트, 과식 장애 환자의 79퍼센트가 다른 정신질환 진단을 받았다고 합니다. 개중 절반은 심각한 우울증을 앓고 있고 1/3은 약물중독자입니다. 따라서 감정적인 문제를 겪고 있거나 섭식 장애가 있다고 생각되는 사람은 어떤 다이어트든 시작하기 전에 반드시 전문가를 찾아가 도움을 받아야 합니다.

Q 체중감량을 위해 더 많은 칼로리를 소모하려면 음식을 자주 먹어서 신진대사 속도를 높여야 하지 않을까요?

A 이 질문에 대한 답은 '절대 아니다'입니다. 신진대사와 관련해 많은 이들이 이런 통념을 가지고 있지만 생리학적인 근거가 전혀 없습니다. 소화 과정에서 상당한 에너지가 사용되고 따라서 신진대사 속도가 높아지는 것은 사실이지만, 칼로리의 부정적인 부수 효과를 얻으려면(그리고 그 결과 체중을 줄이려면) 여러분이 먹는 음식에 들어 있는 칼로리가 소화를 위해 연소되는 칼로리보다 적어야 합니다. 소화 흡수는 되지 않지만 위장관을 통과하기 위해 에너지가 필요한 톱밥 같은 것을 먹는다면 모를까, 정상적인 음식을 먹을 때는 절대 불가능한 일입니다. 모든 음식에 함유된 칼로리는 그것을 소화시키기 위해 필요한 칼로리보다 많습니다.

Q 열량 무제한일에 '저탄수화물' 식사를 해도 괜찮을까요?

A 7장에서 충분한 영양 섭취의 원칙에 대해 이미 얘기했습니다. 우리가 제안하는 방식에 따라 무기한 '하루 걸러 다이어트'를 할 용의가 있다면 이 원칙을 잘 지켜야 합니다. 지금 하신 질문에 대한 답은 과체중인 사람은 늘 먹는 것을 조절해야 한다는 암묵적 합의를 바탕으로 합니다. 이 다이어트를 통해 얻을 수 있는 놀라운 이점을 고려할 때, 이에 대한 장기적인 해결 방안 가운데 유일하게 합리적인 것은 이틀에 한 번씩 자제력을 발휘하는 것입니다. 포화지방이 다량 포함된 기존의 앳킨스 다이어트 방식을 이용하는 것은 권하고 싶지 않습니다. 몸에 좋은 단백질 공급원(닭고기, 생선, 저지방 유제품 등)을 이용하는 다이어트를 하면 좀 더 만족스러운 기분으로 다이어트를 지속할 수 있습니다. 결론적으로 말해 현대 영양학의 혜택을 누리고 싶다면 통곡물과 전분이 함유되지 않은 채소, 즉 몸에 좋은 탄수화물을 충분히 먹어야 한다는 얘기입니다. 어떤 사람들은 적극적으로 체중을 감량하는 단계에서는 열량 무제한일에 주로 저혈당, 고단백(건강한 단백질) 음식을 먹다가 목표 체중에 도달하면 채소 중심의 식사로 전환하는 것이 더 쉽다고도 합니다.

Q '하루 걸러 다이어트'가 케톤증을 유발합니까?

A 천식 연구에 참가한 이들은 열량 제한일에 하루 필요 열량의 20퍼센트 미만을 먹었는데 다들 케톤 수치가 증가했습니다. 임상 실험 결과, 열

량 제한일에 섭취하는 칼로리가 평소의 25퍼센트 이하일 경우 케톤체 수치가 증가하는 것으로 나타났습니다. 주로 지방과 단백질을 통해 열량을 공급받는 사람들(예: 앳킨스 다이어트)에게 가끔 나타나는 케톤 수치 상승은 식욕을 억제하고 중추신경계의 스트레스 내성을 높이는 데 도움이 되는 것으로 여겨집니다. 하지만 열량 제한일에 섭취하는 열량이 평소의 30~35퍼센트 수준인 경우, '하루 걸러 다이어트'를 하는 대부분 사람들의 소변에서는 케톤이 검출되지 않습니다.

Q 이 다이어트 방식에 동의하지 않는 사람들이 있다는 얘기를 들었습니다. 그들이 반대하는 이유는 무엇입니까?

A '하루 걸러 다이어트'를 싫어하는 이들은 대부분 다음 범주 가운데 하나에 속합니다.

1. 칼로리 섭취량을 극단적으로 줄여서는 안 된다고 생각하는 사람들 - 우리도 날마다 그렇게 하는 데는 반대입니다. 지나친 저열량 다이어트를 할 경우 제지방량(근육)이 너무 많이 줄어들기 때문입니다.

2. 거식증이나 폭식증 치료를 받으면서 '굶었다가 폭식하는 것'이 건강에 나쁜 습관이라는 인식을 얻은 사람들. 섭식 장애가 있는 사람은 새로운 다이어트를 시작하기 전에 반드시 전문가와 상의하는 것이 맞지만, '하루 걸러 다이어트'를 굶었다가 폭식하는 다이어트로 묘사하는 것은 옳지 않습니다. 우리는 사람들에게 열량 무제한일에는

포만감을 느낄 때까지(그것을 넘어서지는 말고) 먹고, 열량 제한일에는 이런 식이 패턴을 오래 유지할 수 있도록 자기가 감내할 수 있는 수준에서 섭취량을 조절하라고 조언합니다. 우리의 폭넓은 경험에 따르면, 이런 식이 패턴을 지속할 경우 섭식 장애가 악화되는 것이 아니라 섭취량을 조절하는 능력이 점점 커집니다.

3. 간헐적으로 찾아오는 약간의 공복감도 참지 못하는 사람들. 물론 이런 사람들은 대부분 어떤 다이어트를 해도 성공하지 못합니다.

4. 자기는 아무리 이틀에 한 번씩이라도 셰이크나 다른 간단한 음식만 먹고는 못 산다고 주장하는 사람들. 다시 한 번 말하지만 이런 사람들은 어떤 다이어트를 해도 성공하지 못합니다.

5. 열량 제한의 건강증진 효과나 열량 제한일 및 무제한일 패턴을 통해 신진대사 속도와 근육량을 유지할 수 있음을 확인시켜 주는 증거들이 이렇게 많은데도 불구하고 '하루 걸러 다이어트'의 근간이 되는 과학적 사실을 이해하거나 받아들이지 못하는 사람들.

6. 저탄수화물 다이어트 같은 다른 다이어트를 좋아하고 '하루 걸러 다이어트'에는 편견을 가지고 있는 사람들. 모든 다이어트는 결국 실패로 돌아간다는 증거에도 불구하고 앳킨스 다이어트를 통해 체중을 줄였으니 그걸로 됐다고 생각하는 이들도 있습니다. 그러나 영양학은 주로 식물성 식품을 통해 열량을 공급받는 것이 얼마나 중요한지를 보여주고 있습니다.

감사의 글

♥

아래에 소개하는 모든 분들께 감사 인사를 전하고 싶다. 이 분들의 도움이 없었다면 이 책은 세상에 나오지 못했을 것이다.

실험 데이터 통계 분석을 훌륭하게 처리해준 스탠포드 대학교의 통계학과 교수 수트 존, 연구를 돕기 위한 그의 아낌없는 노력과 풍부한 식견, 우정에 진심으로 감사한다.

미 국립보건원 산하 국립노화연구소의 신경과학 연구소장을 맡고 있는 마크 맷슨, 격일 열량 제한 연구를 수행하는 데 필요한 기초 과학 분야에 공헌해 우리에게 영감을 주고, 천식·다이어트 연구에 참여해 많은 도움을 준 것에 깊이 감사한다.

루이지애나 주립대학교 건강과학센터의 폐 질환·임상 치료 부문 책임자인 워렌 서머, 천식·다이어트 연구 기획을 도와주고 자신의 방대한 경험을 이용해 천식을 앓는 실험 참가자들을 관리하는 일을 거들어줬으며 논문 집필까지 도와준 그에게 정말 감사한다. BIOMOL의 콘래드 호비츠도 연구 기획을 도와줬다.

천식·다이어트 연구 결과의 평가와 분석을 도와준 NIH의 다른 동료들, 특히 로이 커틀러, 브론웬 마틴, 현동훈, 비슈와 딕싯과 에세이 작성을 도와주고 조언을 해준 라파엘 드 카보에게 감사한다.

클라이브 맥케이, 로이 월포드, 에드워드 마소로, 도널드 잉그램, 리처드 와인드라크, 존 홀록지, 루이지 폰타나 등 열량 제한 연구 분야의 계속 늘어나는 지식 체계를 형성하는 데 기여한 많은 과학자들과 세포 수준에서의 노화 원인을 밝혀내기 위해 필요한 정보를 끊임없이 제공해준 MIT의 레너드 과렌티와 하버드 의대의 데이비드 싱클레어 박사 등 분자 생물학자들에게도 감사 인사를 전한다.

페닝턴 생물의학연구센터의 에릭 라부신과 캘리포니아 주립대학교의 마크 헬러스타인은 매우 중요한 도움과 조언을 베풀어줬다.

원고를 훌륭하게 필사해준 수잔 크로포드에게 감사한다.

메리 존슨과 그녀의 딸들인 사라, 다이나, 제네비에브(그리고 조이와 레오)에게도 감사한다.

천식·다이어트 연구를 도와준 다나 존슨, 조안 헤일리, 신디 클리버트, 하이디 피송과 자발적으로 연구에 참여해준 모든 이들에게 진심 어린 감사 인사를 전한다.

딕 폴과 에스더 폴 부부의 열정과 격려, 조언, 우정에 감사한다.

원고를 수정해준 주디 컨과 자기가 고안한 독창적인 요리법을 제공해준 쟈넷 이건에게도 감사한다.

그리고 출판 담당자 존 더프가 없었다면 이 책은 세상 빛을 보지 못했을 것이다. 그는 최종본을 완성하는 데도 많은 도움을 주었다.

굶지 않고 3개월에 16kg 빼는
하루 걸러 다이어트

초판 1쇄 발행일 2010년 7월 30일 • 초판 5쇄 발행일 2013년 3월 28일
지은이 제임스 B. 존슨, 도널드 R. 로브 시니어 • 옮긴이 박선령
펴낸곳 (주)도서출판 예문 • 펴낸이 이주현
기획 정도준 • 편집 김유진 • 디자인 빛깔 • 마케팅 채영진 • 관리 윤영조 · 문혜경
등록번호 제307-2009-48호 • 등록일 1995년 3월 22일 • 전화 02-765-2306
팩스 02-765 9306
주소 서울시 강북구 송천동 374-43 무송빌딩 4층 • 홈페이지 www.yemun.co.kr
ISBN 978-89-5659-152-0　13510

* 더블북은 (주)도서출판 예문의 실용 브랜드입니다.